Curando corações

Dr. Roque Marcos Savioli

Curando corações

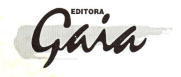

© Roque Marcos Savioli, 2004

1ª Edição, 2004
2ª Reimpressão, 2007

Diretor Editorial
Jefferson L. Alves

Diretor de Marketing
Richard A. Alves

Assistente Editorial
Ana Cristina Teixeira

Gerente de Produção
Flávio Samuel

Capa
Eduardo Okuno

Foto de Capa
Marcia Minillo

Revisão
Ana Cristina Teixeira
Cláudia Eliana Aguena

Editoração Eletrônica
Lúcia Helena S. Lima

Dados Internacionais de Catalogação na Publicação (CIP)
(Câmara Brasileira do Livro, SP, Brasil)

Savioli, Roque Marcos
  Curando corações / Roque Marcos Savioli. – São Paulo : Gaia, 2004.

  Bibliografia.
  ISBN 85-7555-034-9

  1. Coração – Doenças – Aspectos psicossomáticos 2. Coração – Doenças – Tratamento 3. Cura pela fé 4. Médicos – Escritos 5. Milagres I. Título.

04-6239   CDD-610-722

Índices para catálogo sistemático:

1. Coração : Doenças : Cura : Relatos pessoais :
   Ciências médicas   610.722

Direitos Reservados

Editora Gaia Ltda.
(pertence ao grupo Global Editora e Distribuidora Ltda.)

Rua Pirapitingüi, 111-A – Liberdade
CEP 01508-020 – São Paulo – SP
Tel.: (11) 3277-7999 – Fax: (11) 3277-8141
e-mail: gaia@editoragaia.com.br
www.globaleditora.com.br

Colabore com a produção científica e cultural.
Proibida a reprodução total ou parcial desta obra
sem a autorização do editor.

Nº DE CATÁLOGO: **2575**

Curando corações

A Deus, criador de tudo e de todos, que pelo seu Espírito inspirou-me a viver imitando o Seu Filho, Jesus Cristo, o Médico dos Médicos.

A Santa Teresinha do Menino Jesus de Lisieux, intercessora de todos os momentos.

Aos meus pacientes e familiares cujo testemunho de vida vem fortalecendo ainda mais a minha fé nos caminhos do Senhor.

Aos funcionários do Instituto do Coração do HC-FMUSP e da Fundação Zerbini, co-responsáveis pela existência deste trabalho.

Aos meus filhos, Caroline, Marcela e Roquinho, e ao meu neto Matheus.

À minha querida e amada esposa Gisela que, de mãos dadas com Nossa Senhora, trouxe-me para a Luz do Senhor, sendo a grande responsável por esse milagre.

Sumário

Prefácio	13
Do limão à limonada	15
Os dois corações	21
O coração físico	23
O coração emocional	31
O estresse e o coração	37
Pecados capitais e o coração	41
Doutor, quanto custa um coração? Quero comprar um!	77
Philippe Madre – um médico de Deus	87
Um testemunho de fé	105
A japonesa que ouviu o coração de Deus	117
Dois corações unidos num único amor	127
O céu está em festas! Mariana chegou	133

O bom coração de Eduardo   145

Bibliografia   153

Biografia do autor   157

Prefácio

O título deste livro já é um remédio. O livro todo é uma farmácia. Nos diversos capítulos a gente vai encontrando a medicina certa para os próprios males.

Num tempo em que o ser humano *"é·tardo de coração para crer tudo o que anunciaram os profetas"* (*Lucas,* 24, 25) e na dureza de seu coração torna-se homem-bomba, morrendo e matando, este livro vem nos ajudar a valorizar o coração, bomba do corpo e da alma que nos conduz à explosão geradora de nossa vidas.

Ezequiel deve estar muito contente com este trabalho do Dr. Roque, pois aqui temos um receituário maravilhoso que faz com que sua profecia aconteça:

Eu os animarei com um espírito novo; extrairei do seu corpo o coração de pedra, para substituí-lo por um coração de carne, a fim de que observem as minhas leis, guardem e pratiquem os meus mandamentos, sejam o meu povo e eu o seu Deus (Ezequiel, 11, 19).

Como ao lado de um grande coração está outro grande coração, também a Gisela, esposa do Doutor Roque, nos presenteia um capítulo importante neste livro, ensinando-nos a alimentação saudável. Que bom!

Doutor Roque, meu coração está alegre e agradecido pela limonada que você foi capaz de fazer com o limão da TV Record. *Deo gratias*! Deus, que pode fazer das pedras filhos de Abraão (*Mateus,* 3, 9), inspirou-o extraordinariamente. Você deu a volta por cima e está aí *Curando corações*.

O limão leva-nos, às vezes, a fazer cara feia.

Seu livro faz-nos de cara bonita.

O coração alegre torna o rosto mais formoso (Provérbios, 15, 13).

Obrigado, Doutor Roque, por mais esta cirurgia!

Padre Antonio Maria

Do limão à limonada

No meio do trânsito de São Paulo, em uma sexta-feira à tarde, o celular tocou, enquanto me dirigia ao meu consultório particular. Ao atendê-lo, vi que era a Ester, minha colaboradora do Incor. Toda eufórica e contente em me dar uma boa notícia, foi falando:

— Doutor, estão ligando da Rede Record de Televisão para o senhor dar uma entrevista sobre o seu livro *Milagres que a medicina não contou*. Que tal ligar para a produção e acertar com eles a entrevista?

— Ester, você tem certeza que é a TV Record? Eles não gostam de católicos! Você se lembra de um bispo protestante que chutou a imagem de Nossa Senhora Aparecida? Essa televisão é deles. Acho que tem alguma coisa errada, disse-lhe.

— Não tem nada de errado, doutor, retrucou. É a produção de um programa que vai ao ar todos os dias por volta da meia-noite, nessa TV que lhe falei.

— Tudo bem. Vou dar um retorno e falar com a TV.

Ao chegar ao consultório, liguei para a produção do programa. Eles já conheciam o meu trabalho e também o meu livro e gostariam que falasse sobre doenças cardíacas em um programa de entrevistas da emissora, numa quarta-feira, à noite. Prontificaram-se a mandar uma equipe de gravação ao consultório, logo na segunda-feira pela manhã.

Sentindo o grande interesse da produção em fazer a entrevista, pontuei-lhes alguns aspectos para esclarecimentos mútuos:

– É bom que saibam, sou católico apostólico romano e atuante na Renovação Carismática. Isso não é problema para vocês?

– Não doutor, responderam-me. O nosso programa não é religioso, é de informação ao nosso grande público. Inclusive o senhor pode falar do seu livro sem problema algum.

– Vocês têm certeza disso?, perguntei-lhes. Saibam que minha imagem está muito vinculada ao catolicismo. Quase sempre apareço na mídia católica, tanto escrita como falada ou televisionada.

– Não tem problema doutor, conhecemos o seu trabalho e o seu livro. Nosso programa é totalmente isento de qualquer tipo de conotação religiosa, como já lhe dissemos. O assunto é puramente técnico e elucidativo e o senhor, por ser profissional muito conhecido e respeitado dentro do mundo médico, é a pessoa correta para realizar essa entrevista.

– Tudo bem, respondi-lhes. Aguardo a visita da sua equipe na segunda-feira e muito obrigado pelas suas palavras sobre mim, disse-lhes despedindo-me.

Desliguei o telefone e tive uma sensação estranha, pois algo me dizia que eles iriam me telefonar desmarcando a entrevista, logo que realmente conhecessem o meu perfil, mas nada disso aconteceu.

Durante o fim de semana, refletindo o acontecido, ponderei sobre as diferenças que existem entre nós, os católicos e nossos irmãos separados, os protestantes. Como Jesus deve sofrer ao ver a sua Igreja tão dividida.

Apesar de, no início da minha conversão, ter me envolvido em várias discussões sobre esses temas com protestantes que vinham ao meu consultório, vejo que tudo aquilo era muito exagerado e sem nenhum propósito, pois, enquanto nos detínhamos em discussões teológicas calorosas, desviávamo-nos da verdadeira rota, que era o amor de Deus.

Mas, enfim, o fato está aí e não cabe a mim discuti-lo. Deixo isso para os teólogos de todas as convicções cristãs. O que mais me preocupava era escolher as palavras a serem ditas na entrevista para que não entrasse em nenhum assunto polêmico e causador de encrencas.

Nesse momento, recolhi-me no meu deserto interior e pedi ao Senhor que me desse um pouco de Sua astúcia, de Sua inteligência e sabedoria.

Aquele fim de semana foi especial, pois Gisela, minha esposa, e eu fomos a Campos de Jordão para uma reunião científica de médicos e no intervalo das palestras tivemos muito tempo para conversarmos e discutirmos alguns assuntos.

Ela estava na sua fase evagriana de leituras, pois aprofundava-se como nunca nas leituras dos Padres do Deserto, principalmente de Evagrio Pontico que, no seu livro sobre os pecados capitais, enfoca como um monge deveria levar a sua vida monástica com santidade.

Falando muito animadamente a respeito das suas leituras, comecei a ver como seria interessante tentar correlacionar os vícios capitais, fatores de risco para a vida eterna, com aqueles que ameaçam o nosso sistema cardiovascular. E disse a ela:

— Esta aí uma idéia para dizer na entrevista para a TV do bispo. Vou mostrar que a gula leva à alimentação errada e conseqüentemente à doença cardíaca. O mesmo acontecendo com a ira, preguiça, orgulho, luxúria, soberba, inveja.

No dia marcado, fui bem cedo ao consultório para a tal entrevista, pedindo para a Isaura, nossa atendente, que chegasse um pouco mais cedo do que o habitual, para que tudo corresse o melhor possível.

Recebemos um telefonema de última hora da produção, avisando que não poderiam comparecer ao encontro programado devido a problemas técnicos. Logo pensei:

"Acho que alguém já me descobriu. Seguramente, um bispo mais esclarecido sobre o assunto deve ter parado o processo".

Apenas comentei com Gisela o fato, dando por perdida a tal entrevista.

No mesmo dia, no entanto, à tarde, levei um susto enorme quando a produção novamente me procurou e marcou a entrevista para o dia seguinte, dada a urgência em fazê-la, pois o programa iria ao ar em dois dias.

Novamente repeti a rotina do dia anterior e logo pela manhã, bem cedinho, fui para o consultório, pedindo a Deus que me iluminasse e que minhas palavras fossem suas e a todo instante repetia as palavras de São Paulo na Carta aos Gálatas 2, 20.

Que não seja eu vivendo, mas o Senhor vivendo em mim.

Pedi muito a Nossa Senhora das Graças e também a Santa Teresinha do Menino Jesus de Lisieux que me ajudassem e rogassem a Deus a sabedoria para não cair nas artimanhas do encardido, pois tinha certeza de que o infeliz estava rondando entre nós.

Cheguei ao consultório e a equipe já estava lá à minha espera. Conversei com a repórter, antes de iniciar a entrevista, e logo fui falando na minha idéia de abordar o assunto fatores de risco do coração físico e emocional.

A entrevista foi maravilhosa. Deus estava comigo e falou por mim. Tenho certeza disso. Senti que toda a equipe de gravação se empolgou com as minhas palavras.

Saí de lá pensando:

"O que será que o Senhor está aprontando para mim? Jamais imaginaria dar uma entrevista na TV do bispo. Vamos ver agora se esse pessoal realmente coloca a reportagem no ar".

Assim que cheguei ao hospital e após contar a Gisela toda essa aventura ecumênica, passei *e-mail* a Estelinha (minha querida irmã de Campinas e da liderança da Renovação Carismática Católica Nacional) para que usasse do seu enorme poder intercessor junto ao Senhor, pedindo-lhe que rezasse para que o projeto fosse até o fim.

Na quarta-feira à noite, ficamos de plantão para assistir o programa da TV Record. O apresentador falou sobre doenças cardíacas, entrevistou um médico cardiologista, ouviu pessoas e a minha entrevista não foi ao ar.

No dia seguinte tentamos falar com a produção para saber o que havia ocorrido, mas somente recebemos respostas escusas e sem muita lógica. Ficou claro que, no momento de editar a fita, alguém daquela emissora deve ter percebido que minha imagem estava muito ligada à Igreja Católica, aspecto não muito recomendável para eles. Assim, a despeito de a entrevista estar muito boa, optou-se por não levá-la ao ar.

Confesso que fiquei muito triste com isso pois envolvi muitas pessoas nesta história. Fiquei muito desapontado com a atitude de uma emissora autodenominada cristã e, quando começava a querer criticar e apontar defeitos dessa seita religiosa, pensei:

"Por que não desenvolver essa idéia que tive durante a entrevista? Por que não escrever algo correlacionando os pecados capitais e os fatores de risco do sistema cardiovascular? Poderia escrever uma cartilha, um manual ou quem sabe até um livro?"

Reavivado no Espírito, deixei de lado a tristeza e comecei a organizar o novo livro que deveria escrever, cada vez mais convicto que Deus às vezes permite que nos aconteçam situações não agradáveis, para depois encontrarmos coisa bem melhor.

É impressionante como isso sempre acontece comigo, mas, por incrível que pareça, ainda não consegui efetivamente aceitar os desígnios do Senhor, sem reclamar, sem blasfemar e principalmente sem ficar irado.

Mas o Senhor é bom, generoso e misericordioso, pois, após esse fracasso da entrevista, inspirou-me a escrever este livro, surgindo assim *Curando corações*.

Os dois corações

Em uma das vezes que estive no programa *Louvemos o Senhor*, da TV Século XXI, resolvi adotar o tema "Cura dos dois corações" para todas as pregações daquele domingo. Quando o apresentador do programa me chamou ao palco, logo foi me perguntando, ao vivo para todo o Brasil:

– Doutor Roque, como é essa história de dois corações? Temos mais de um coração?

Toda a estranheza do apresentador desapareceu após explicar-lhe que os dois corações citados eram o físico, órgão que bombeia o sangue para todo o corpo, e o coração emocional, aquele que sofre quando perdemos um ente querido, nas nossas decepções, ou aquele que pulsa de alegria nas nossas vitórias e nas nossas satisfações.

A palavra coração tem origem grega, vem de *kardia*, que se desenvolve para cardíaco, pericárdio, endocárdio e outros termos médicos. *Cor*, do latim, desenvolve-se para cordial, acordar, concordar, discordar, recordar, recurso, coragem, misericórdia.

Desde o começo da humanidade, o homem colocou o coração como o centro de todo o nosso organismo. Viajando pela história vemos que, cerca de 15.000 anos a.C., o homem pré-histórico já o reconhecia como tal, em desenhos nas cavernas. Já os hindus 6.000 anos a.C. representaram um coração transpassado por uma flecha como símbolo do amor. Algum tempo depois os gregos adotaram esse símbolo, representando o seu deus do amor, Cupido, que persiste até hoje. Não é infreqüente vermos na internet o desenho de um coração representando juras de amor.

No Antigo Testamento a palavra coração ocorre cerca de 1.024 vezes, como lugar da mente e da vida intelectual, como sede dos sentimentos e como centro da vida moral e religiosa.

Na era moderna, é no Cristianismo que encontramos o símbolo do coração na sua maior pujança. Descrito nos evangelhos e nos escritos dos santos e místicos, tornou-se um culto que permanece vivo e atuante entre nós até hoje. Inúmeras passagens bíblicas ilustram sua presença como lugar onde a vida espiritual nasce, desenvolve-se e une os homens.

O culto ao Sagrado Coração de Jesus tem como uma das suas bases a devoção ao "lado transpassado de Cristo". Santo Agostinho afirma que o Coração de Cristo é o lugar onde a Igreja nasce: Cristo é atravessado com a lança depois da morte para que brotem os sacramentos que fundamentam a Igreja. É com os dominicanos, na Alta Idade Média, que a devoção ao Coração de Jesus recebe maior impulso. Nessa época, o coração de Cristo é visto como a moradia onde devemos permanecer até a completa transformação, para então podermos, com o coração semelhante ao do Pai, ser conduzidos até o Divino Coração.

O coração é o lugar das transformações, do mistério e da purificação.

O Sagrado Coração de Maria, mãe de Jesus, começou a ser venerado no século XVII, através de São João Eudes, fundador da Congregação de Jesus e de Maria. Este santo

20

enfatizava que o caminho mais certo para se aproximar de Deus era por intermédio do Coração de Maria, devido à sua capacidade de intercessão com o seu Filho.

Todo esse simbolismo que envolve este órgão continua até nossos dias. Até hoje o coração é o centro de nossa afetividade, o centro das nossas emoções.

Muitas vezes recebo no consultório pessoas queixando-se de problemas cardiológicos inexistentes, pois, após todos os exames normais, chego à conclusão de que a doença está no coração emocional, no simbólico, isto é, no psicoespiritual.

A bem da verdade, mais de 70% dos pacientes que vão a consultórios médicos não apresentam problemas físicos, mas, sim, sofrem do seu coração simbólico.

Na tridimensionalidade do ser humano, corpo, psiquismo e espírito, a saúde tem que ser global, total, abrangendo todas as nossas dimensões. A doença pode iniciar em qualquer dessas dimensões e com o passar do tempo atingir todas. Assim como o ser humano deve ser saudável em corpo, alma e espírito, a doença também pode acometer esses três níveis.

Tenha certeza que esses dois corações, o físico e o simbólico, estão sempre inter-relacionados e respondem sincronicamente a todas estimulações do nosso cotidiano, ou seja, o coração órgão pode responder com sintomas físicos às dores do coração simbólico.

O coração físico

A todo instante vemos na mídia intenso apelo sobre campanhas de prevenção de doenças cardiovasculares, como o infarto do miocárdio, angina, acidente vascular cerebral (AVC) de modo a população se conscientizar dos fatores que podem precipitar o aparecimento dessas doenças.

Muitas vezes no consultório, pacientes queixam-se da sua situação de saúde, responsabilizando Deus pelos seus problemas. É a pergunta clássica, que todos nós um dia já fizemos, ou já ouvimos:

– Por que eu? Deus, por que a doença me atingiu e não a um bandido da esquina, ou a um político corrupto?

O plano de Deus para nós é um mistério, misterioso também é o alcançar de uma graça. Tenho certeza também que nessas ocasiões sempre nos esquecemos que somos responsáveis direta ou indiretamente pelo aparecimento de doenças.

Nesse dia, no consultório, onde um senhor "brigou" com Deus quando lhe dei a notícia da necessidade de uma cirurgia cardíaca, ele se esqueceu de que nunca cuidou do seu corpo como real templo do Espírito Santo, como um sacrário vivo que recebe Jesus Sacramentado na Eucaristia. Ele nunca fez dieta, nunca cuidou do seu colesterol, do seu diabetes, da pressão alta. Todos nós esquecemos que nosso corpo é a obra-prima de Deus, que Ele o escolheu para encarnar o Seu Próprio Filho, Jesus Cristo. Vejam só a responsabilidade que temos com o nosso corpo, com a nossa saúde.

A ciência hoje nos ensina muitos fatores que levam ao aparecimento das doenças do coração. Todos nós, leigos ou não, sabemos que, para ter um coração físico saudável, não devemos fumar, que não devemos exagerar em comidas gordurosas e ricas em colesterol, pois ele pode se depositar nas paredes das artérias, levando ao infarto, ao AVC e também à morte.

Nós sempre recomendamos ao diabético que faça religiosamente a sua dieta, que pratique esportes, que tome corretamente as medicações prescritas pelo seu médico. O mesmo dizemos para os portadores de pressão alta. A hipertensão é a assassina silenciosa. O paciente não tem sintomas e o primeiro sintoma pode ser o infarto, o AVC e também a morte. Não se esqueça, caro leitor, se você é hipertenso, nunca deixe de tomar a sua medicação por conta própria, pois a hipertensão, na grande maioria dos casos, é uma doença que não tem cura, mas é totalmente controlável com remédios.

Uma vez um paciente disse-me que não acreditava nessas histórias que o colesterol atacava o coração, porque o seu avô sempre ingeriu comida feita com gordura de porco e nunca teve problema algum. Morreu de velhice, dizia-me ele. Esse paciente achava que tudo era invenção das multinacionais, que saíam com essas histórias para vender os seus produtos dietéticos.

Muitas pessoas, por incrível que pareça, ainda têm essa opinião absolutamente errada e sem propósito.

Achei interessante contar para você, caro(a) leitor(a), como se chegou à conclusão de que existem fatores de risco para o coração e quais são eles, a título de informação e também de prevenção das doenças cardiovasculares.

Fatores de risco do coração

Tudo começou após a Segunda Guerra Mundial, quando o governo dos Estados Unidos ficou preocupado com o aumento da mortalidade devido às doenças cardíacas e resolveu iniciar um estudo para determinar quais seriam os fatores envolvidos nesse problema. Para tal, entre 1948 e 1951, convidaram habitantes de uma pequena cidade, perto de Boston, denominada Framingham, para que servissem de controle para análise da evolução dessas doenças. Este convite não foi novidade para os cidadãos de Framingham, pois, no final dos anos 40, o governo americano já tinha feito um estudo sobre a tuberculose nessa cidade.

Recrutaram 1.980 homens e 2.421 mulheres que se dispuseram a seguir regras de um protocolo de estudo que durou vários anos.

Os primeiros pesquisadores não tinham uma idéia clara do que teriam de fazer com a montanha de informações que estavam começando a acumular com o Framingham Heart Study. Não causa surpresa o fato de terem demorado cerca de dez anos para publicar as primeiras descobertas.

Em 1959, os pesquisadores descobriram que alguns ataques cardíacos são "silenciosos", ocorrendo sem advertência. O mundo aprendeu, com as pessoas de Framingham que morreram dessa forma (uma entre cada seis vítimas do ataque), que o primeiro e único sintoma de um ataque cardíaco pode ser a morte.

Em 1960, os médicos descobriram que fumar aumentava o risco de doenças cardíacas, dando munição para que o Ministério da Saúde dos Estados Unidos lançasse, em 1964, uma advertência que deflagraria uma guerra contra a indústria de fumo.

Quando essa indústria reagiu proclamando a segurança dos cigarros com filtro, os pesquisadores voltaram a disparar suas armas (em 1981) com provas de que os filtros não ofereciam proteção contra doenças do coração.

Em 1961, ficou comprovado que a hipertensão arterial aumentava o risco de doenças cardíacas, mas somente em 1970 demonstrou-se com exatidão que ela aumentava os riscos de derrame cerebral, assim como de enfermidades cardíacas.

Em 1967, tomadas de medidas do corpo dos moradores de Framingham mostraram que a atividade física reduzia os riscos de doenças cardíacas, ao passo que a obesidade os aumentava.

Em 1976, Framingham associou a menopausa ao aumento do risco de enfermidades do coração entre as mulheres, descobrindo que sua misteriosa proteção (o estrogênio natural) não dura para sempre.

A terapia de reposição hormonal (TRH) causou grande polêmica recentemente, quando uma pesquisa da Women's Health Initiative, patrocinada pelo governo dos Estados Unidos, constatou o aumento de problemas cardiovasculares em mulheres saudáveis que usam a TRH, a qual utiliza o estrogênio extraído da urina de éguas grávidas (estrogênio conjugado eqüino) e o acetato de medroxiprogesterona.

Esses resultados causaram grandes preocupações nas pacientes levando um grande número delas procurarem os seus ginecologistas para reavaliarem o uso da TRH.

Uma revisão de quatro grandes estudos muito recentes verificou que mulheres que usaram a terapia por cinco anos tiveram um risco maior de câncer de mama, derrame e embolia pulmonar, mas foram menos suscetíveis a câncer de intestino ou fratura de quadril.

Os efeitos a longo prazo da TRH têm sido debatidos desde quando foi prescrita pela primeira vez. Milhões de mulheres usam a terapia para aliviar sintomas da menopausa, como ondas de calor, alterações de humor e osteoporose.

A TRH é um dos tipos de tratamento para as mudanças na condição de saúde que ocorrem na menopausa. A terapia tradicional faz a reposição com estrogênio e progesterona. Há outros tratamentos que diferem nas dosagens, nos esquemas de administração e nos tipos de hormônios empregados.

No Brasil, segundo pesquisa da Sociedade Brasileira do Climatério (Sobrac), cerca de 4 milhões de mulheres fizeram ou fazem atualmente reposição hormonal, seja só com estrogênio, seja em associação com a progesterona.

Em 1978, descobriu-se que a fibrilação atrial, condição na qual o coração bate irregularmente, quintuplica o risco de derrame. Até então, essa condição era considerada inócua. Em testes clínicos subseqüentes, experiências feitas com drogas anticoagulantes mostraram que estas poderiam prevenir derrames em pessoas com fibrilação atrial.

Em 1988, surgiram boas notícias: altos níveis de lipoproteína de alta densidade (HDL) oferecem proteção contra enfermidades cardíacas.

Em 1991, pesquisadores relataram que as flutuações de peso (dieta conhecida por ioiô) criavam o risco de doenças cardíacas.

Esse estudo de Framingham terminou após quase 50 anos do seu início. Atualmente os pesquisadores estão estudando os netos dos primeiros integrantes do estudo na tentativa de analisar as características genéticas das doenças.

A partir dos estudos de Framingham, inúmeras pesquisas foram feitas em todo o mundo, com o objetivo de entender a doença regionalmente.

Com isso surgiram os conceitos que hoje são aceitos como sendo os fatores de risco independentes para a aterosclerose: dislipidemia (HDL – colesterol diminuído e LDL – colesterol aumentado), fumo, diabetes, hipertensão arterial e idade.

Além disso, reconheceram-se os fatores predisponentes como: obesidade, sedentarismo, etnia e fatores psicossociais.

Um terceiro grupo de fatores de risco, cujo papel na gênese da aterosclerose é provável, mas ainda não demonstrado, é denominado grupo de fatores condicionais. Eles são: triglicérides, homocisteína, lipoproteínas e fatores inflamatórios.

Como avaliar seu risco coronário

Acho importante que todos conheçam o seu perfil de saúde para poder adotar as medidas corretas para evitar a ocorrência de doenças do coração. Devemos estar conscientes dos perigos do tabagismo, da hipertensão arterial não controlada, dos aumentos do colesterol, do sedentarismo e de todos os fatores de risco que pude enumerar neste capítulo. Todos esses cuidados com o coração físico podem realmente reduzir as doenças. Todos esses cuidados preventivos atingem apenas a dimensão física do ser humano. Restam ainda o lado psicológico e o lado espiritual.

Na figura a seguir, você encontrará uma forma de determinar o seu risco coronário, isto é, a possibilidade de ter essa doença nos próximos anos. Siga as instruções e tome consciência do seu estado de saúde.

ESCORE DE RISCO FRAMINGHAM

Passo 1

Idade	Homens	Mulheres
30-34	-1	-9
35-39	0	-4
40-44	1	0
45-49	2	3
50-54	3	6
55-59	4	7
60-64	5	8
65-69	6	8
70-74	7	8
		Subtotal 1 [ ]

Passo 2

Colesterol total (mg/dL)	Homens	Mulheres
< 160	-3	-2
160-199	0	0
200-239	1	1
240-279	2	1
≥ 280	3	3
	Subtotal 2 [ ]	

Passo 3

HDL-C (mg/dL)	Homens	Mulheres
< 35	2	5
35-44	1	2
45-49	0	1
50-59	0	0
≥ 60	-1	-3
	Subtotal 3 [ ]	

Passo 4

PAS*	PAD**	Homens	Mulheres
< 120	< 80	0	-3
120-129	80-84	0	0
130-139	85-89	1	0
140-159	90-99	2	2
≥ 160	≥ 100	3	3
		Subtotal 4 [ ]	

Passo 5 e 6

Diabetes	Homens	Mulheres
Sim	2	4
Não	0	0
Fumo		
Sim	2	2
Não	0	0
	Subtotal 5 + 6 [ ]	

* Pressão Arterial Sistólica   ** Pressão Arterial Diastólica

Passo 7 — Escore de risco em homens e mulheres

SOME OS PONTOS (Subtotal 1 + 2 + 3 + 4 + 5 + 6)
E VEJA O RISCO DE DOENÇA CORONARIANA
(ALTO/MÉDIO/BAIXO)

Total (escore) [ ]

Homens Pontos	Homens risco de DAC em dez anos %	Mulheres Pontos	Mulheres risco de DAC em dez anos %
< -1	2	< -2	1
0	3	-1	2
1	3	0	2
2	4	1	2
3	5	2	3
4	7	3	3
5	8	4	4
6	10	5	4
7	13	6	5
8	16	7	6
9	20	8	7
10	25	9	8
11	31	10	10
12	37	11	11
13	45	12	13
≥ 14	53	13	15
		14	18
		15	20
		16	24
		17	≥ 27

Wilson P. Circulation 1998

Risco de doença coronária
- **ALTO** – risco absoluto > 20% em dez anos.
- **MÉDIO** – risco absoluto de 10% a 20% em dez anos.
- **BAIXO** – risco absoluto < 10% em dez anos.

Por exemplo: Se você é do sexo masculino, com idade entre 50 e 54 anos, assinale **3**. Se o seu colesterol estiver entre 240 e 279 mg/ml assinale **2**, se o HDL estiver entre 35 e 44, marque **1**.

Se sua pressão arterial sistólica (PAS) for maior do que 160 e a pressão arterial diastólica (PAD) maior do que 100 mm de Hg assinale **3**. Se tiver diabetes marque **2** e se fumar **2**.

Somando os pontos obtidos nos passos 1 – 2 – 3 – 4 – 5 – 6 teremos: 3 + 2 + 1 + 3 + 2 + 2 = **13**.

Transporte este valor para o passo 7 e analisando na tabela verá que o seu risco é de 45% em 10 anos, ou seja, você tem grande probabilidade de desenvolver infarto do miocárdio ou acidente vascular cerebral nesse período de tempo.

Procure seu cardiologista imediatamente para orientação preventiva.

O coração emocional

A dimensão do nosso psiquismo pode ser a responsável pela ocorrência de uma enormidade de doenças físicas. É o coração simbólico, que primeiro adoece para depois aparecer a doença física.

Sabemos que, na composição do nosso psiquismo, muitas situações conscientes e inconscientes têm papel importante. Durante a nossa concepção, durante a vida intrauterina, durante o momento do nosso nascimento, muitos registros foram absorvidos pelo nosso inconsciente, registros esses que negativos ou positivos certamente irão intervir no nosso comportamento. Além disso, não podemos esquecer da carga genética que recebemos dos nossos antepassados, herança que pode se manifestar como doença física, psíquica ou mesmo espiritual.

Padre Robert Degrandis, um dos pioneiros da Renovação Carismática Católica, um americano, um homem de Deus, com quem pudemos conviver por alguns momentos durante as suas peregrinações pelo Brasil, sempre nos mostra como, através da oração, Deus pode nos curar problemas atuais, causados por nossos antepassados. É a cura dos antepassados, a cura das maldições.

Tenho atendido inúmeros pacientes com problemas emocionais, que vêm ao meu consultório somente para uma avaliação clínica prévia ao início de psicoterapia. Deus foi muito bom para mim, pois esse contato que estou tendo com esse tipo de pacientes tem me obrigado cada vez mais a pensar na integralidade do homem.

Uma das situações mais freqüentes que tenho visto é o homossexualismo. É impressionante como esse comportamento faz marcas no psiquismo das pessoas, deixando cicatrizes imensas, que nenhuma cirurgia reparadora pode apagar.

Por várias vezes recebo religiosos que, por crises vocacionais, perda da identidade sexual ou perda de fé, entram em crises depressivas intensas que os fazem até deixar o sacerdócio.

Muita gente ainda acredita que a maioria dos sacerdotes que larga a batina o faz por problemas de afetividade, isto é, eles deixam o sacerdócio para se casar. Isso não é verdade, pois sabe-se que o principal motivo desse abandono é a perda da fé, ou seja, o desencontro com Deus. O casamento é a conseqüência, não a causa.

Muitas vezes vemos sacerdotes que se deixam levar por atividades administrativas de suas paróquias, ou por atividades na mídia, esquecendo-se da sua vida pessoal de oração. É o mundo das paixões que os atinge, são os pecados capitais que, estimulados pelo "encardido", desviam esses sacerdotes dos caminhos do Senhor.

Um dia destes, atendendo um padre, depois de fazer toda a rotina clínica, as perguntas relativas aos sintomas de todos os aparelhos do corpo humano e o exame clínico, perguntei-lhe os motivos de ele estar procurando auxílio psicológico. Ele me contou a sua história:

– Doutor, dizia ele, venho de uma família pobre, do interior do Paraná. Minha mãe e meu pai são muito católicos e ficaram muito felizes quando lhes disse que queria ser padre. Comecei meus estudos numa cidade perto de onde morava, logo depois vim para São Paulo, onde fui ordenado. Comecei meu trabalho em uma cidade pequena, no interior do Mato Grosso, em uma paróquia nova. Foi um trabalho incessante, mas recompensador, pois consegui mobilizar toda a juventude de lá. A igreja ficou cheia, os jovens me adoravam.

Aí começaram os problemas, continuou ele. O senhor não imagina doutor, o que é a ciumeira dentro da Igreja, a inveja, a calúnia. Tenho certeza que a Igreja é um solo muito fértil para o demônio.

– É verdade padre, lembro-me muito bem do que li de Santo Agostinho a respeito do demônio. Para o santo, o demônio é um cão feroz amarrado com correntes. Se chegarmos perto dele, ele morde. Essa é a grande lição de Santo Agostinho. Para evitarmos cair nas tentações, a única coisa a fazer é nos afastarmos delas. Nunca devemos enfrentá-las, pois podemos cair e errar. O único que enfrentou o demônio com altivez e com soberania foi Jesus, quando ao ser tentado disse ao encardido: *"Não tentarás o Senhor teu Deus"*, mas continue padre, sou todo ouvidos.

– Minhas missas eram lotadas. Muitas pessoas vinham de outras paróquias para as celebrações. O nosso bispo estava contente pois, afinal de contas, conseguimos realmente "esquentar" aquele povo que estava longe da Igreja. Tudo estava indo maravilhosamente bem, até que um dia recebo um telefonema da secretaria da diocese, para que fosse conversar com o meu bispo. Fui e tive uma enorme decepção porque ele estava me transferindo de paróquia. O senhor sabe que nós não devemos discutir as decisões do nosso bispo, devemos obediência a ele.

Saí de lá arrasado, toda a alegria que tinha desapareceu. Comecei a me isolar, perdi o apetite, deixei de lado minhas orações pessoais. Nem missa conseguia rezar direito. Só pensava em morrer. Dia e noite meu pensamento era atormentado pela transferência. Comecei a melhorar após tratamento médico, mas acho que preciso de um auxílio psicológico.

Achei estranhas as ponderações do padre pois por que um bispo transferiria um colaborador tão eficaz? Sem dúvida alguma, pensei, deveria existir alguma razão escondida que naquele momento o padre não quis falar. Sem muitos pruridos falei:

— Padre, você não fez nada de errado? Como pode o bispo transferir você, assim sem mais sem menos?

— Ele pode sim, doutor. De acordo com nossas leis canônicas, temos que nos transferir de paróquia a cada oito anos. Isso é feito para não haver acomodação dos padres. Ele também pode deixar o padre na paróquia por quanto tempo ele quiser. Tudo vai depender do desempenho do padre.

— Mas o seu desempenho não era bom? Você não falou com ele para ficar mais uns anos para terminar o seu trabalho?

— Não falei, doutor, pois, como lhe disse anteriormente, temos o voto da obediência.

— Bom e aí, padre? Como você está agora?

— Estou melhor com a graça de Deus e tenho fé que nesse tratamento irei me curar.

— E as ciumeiras da Igreja?

— Isso sempre vai acontecer. Sempre vai existir um padre, um leigo, uma religiosa, enfim um ser humano que terá inveja, ciúme, que vai fazer fofoca, ou seja, vai tentar denegrir a imagem do irmão, porque se sente mal e triste com o sucesso dele. Não esqueça, doutor, a Igreja é una, santa e pecadora.

— Mas é difícil conviver com tudo isso não padre?

— É difícil mas não impossível. Tinha que entender os motivos de Deus, tinha que entender por que Deus estava fazendo aquilo comigo, e entendi doutor. Demorou, doeu, mas entendi e agradeci a Deus tudo isso.

— Não entendi, padre. Explique tudo, por favor.

— Sabe de uma coisa doutor, entendi o que o Senhor quer de mim. Na verdade, Ele quer me curar, pois eu estava naquela paróquia há muito tempo, tinha realmente mobilizado a comunidade, mas também estava acomodado. Os paroquianos me deram um carro novinho no final do ano passado. Fizeram um bingo beneficente só para me comprar um carro novo. Tinha uma casa boa, era muito conhecido na cidade, não precisando me preocupar com nada. Até a roupa de cama da minha casa eu ganhava. Realmente estava muito apegado às coisas materiais. Deus foi bom para mim tirando-me da minha inércia espiritual.

A depressão, doutor, foi muito dolorosa para mim. Foi muito horrível tudo aquilo. Senti-me como o pior do mundo. Fui para o fundo do poço. Mas foi durante essa fase que pude começar a pensar e refletir sobre a minha vida, vendo o quanto estava errado e quanto estava envolvido pelo lado material da vida. Estava deixando de ser verdadeiramente um sacerdote dando lugar a um líder comunitário.

Foi muito interessante para mim essa conversa com esse padre. Achei fantástica a sua transparência e principalmente a sua coerência de vida. Ele me deu um exemplo vivo das palavras de São João da Cruz que, em um dado momento da sua vida, louva a Deus pelas noites escuras que passou, pois foram nelas que se acenderam as luzes do Senhor. Esse padre, certamente, está totalmente convertido para a sua missão, ou seja, está com o seu coração emocional totalmente curado.

O estresse e o coração

Muito se fala hoje sobre o estresse. A melhor definição de estresse que ouvi, foi durante o meu tempo de estudante de medicina, quando meu professor de fisiologia médica entrou na sala de aula, levando um gatinho, é isto mesmo, um gatinho no colo, e dizendo para nós que iria dar uma aula sobre estresse.

Assim como você ficou surpreso com o gatinho, imagine nós alunos, sentados nas cadeiras da faculdade, quando, em um dado momento, o professor pegou o gatinho e o jogou para o ar, deixando-o cair no chão. O gato caiu no solo, com as quatro patas, e saiu correndo assustado pela sala. O professor repetiu a façanha por mais duas vezes. Sempre o coitado do gatinho caía em pé e saía correndo pela sala.

Após terminar essa estranha e sádica experiência, ele falou:

– O estresse é um mecanismo normal de adaptação que todos os seres vivos têm, como resposta a uma mudança brusca das suas situações de vida.

É exatamente isto, caro leitor e cara leitora, que é o estresse. Somos como o coitado do gatinho na sala de aula, pois as exigências do mundo atual, as cobranças da sociedade, a rapidez das mudanças tecnológicas, o alucinante ritmo de vida que temos que levar para nos adaptar à modernidade nos criam situações de freqüentes conflitos, ansiedade, angústia e desestabilização emocional.

Tenha certeza que todas essas situações de estresse fazem sofrer o nosso coração simbólico, emocional, psicoespiritual, para depois causar uma enormidade de doenças, entre elas o infarto do miocárdio, a hipertensão arterial, o acidente vascular cerebral, acometendo o nosso coração físico. Um número real: 66% dos pacientes que sofreram infarto do miocárdio têm algum transtorno emocional como ansiedade ou depressão.

Na primeira vez que o professor jogou o gatinho para o alto, ele arrepiou os pêlos, emitiu um miado forte e, após cair em pé no chão, saiu correndo. No final da aula, não podíamos nem chegar perto do coitado do gatinho, pois nossa aproximação era um fator estressante que o deixava muito agitado, isto é, com os pêlos arrepiados, em posição de defesa, como se estivesse sendo jogado para o alto.

Nesse momento o coração do gatinho estava disparado, sua respiração era mais rápida, suas pupilas estavam dilatadas e sua pressão arterial elevada.

Exatamente o que sucedeu com o animal é o que nos acontece quando estamos em situação de estresse, nosso coração dispara, nossa pressão sobe, começamos a suar frio, nossa respiração fica mais rápida. É uma reação normal ao medo, à raiva ou a qualquer situação estranha que nos apareça.

Você já viu, meu amigo e minha amiga, o que uma mãe faz, quando seu filho está chorando no bercinho? Ela pega a criança no colo e a traz para o seu peito. A criança quase que imediatamente pára de chorar, isto é, acaba o seu estresse. Seguramente, ao aproximá-la do seu peito, a mãe faz com que a criança encoste os ouvidos no seu peito e ouça o seu coração. Ao ouvir o coração da mãe, a criança remete o seu inconsciente para dentro do útero materno, local de proteção máxima. Depois disso, ela se acalma, reduz o seu estresse, pára de chorar e dorme.

No Evangelho de João, capítulo 13, versículo 1 e outros, Jesus e seus discípulos reúnem-se numa quinta-feira, antes da festa da Páscoa dos Judeus para a ceia, que seria a última. Durante a ceia, Jesus disse:

Em verdade vos digo: um de vós me há de trair (João, 13, 21).

Os discípulos ficaram assustados e ao mesmo tempo revoltados, imagine só, traição a Jesus, aquele que curava a todos os enfermos, que ressuscitava mortos.

Diz o Evangelho de João que os discípulos olhavam uns para os outros, sem saber de quem Jesus falava. Você pode imaginar, caro irmão, o nível de estresse que estava naquela sala? Os olhares acusadores entre si dos discípulos? Todos no fundo perguntavam para si mesmos: Quem será o traidor?

Nesse mesmo instante, Jesus dizia aos discípulos que havia chegado a sua hora:

Agora é glorificado o Filho do homem e Deus é glorificado
nele, também Deus o glorificará em si mesmo, e o glorificará em
breve. Filhinhos meus, por um pouco apenas ainda estou
convosco. Vós me haveis de procurar, mas como disse aos judeus,
também vos digo agora: para onde eu vou, vós não podereis ir
(João, 13, 31-33).

Você pode imaginar o nível de estresse de todos os discípulos, Jesus dizendo que entre eles existia um traidor e que ele iria embora? Seguramente o coração simbólico dos discípulos devia estar apertado, amargurado, ansioso. Enquanto isso, o coração físico respondia com aumento de suas batidas e com aumento da pressão arterial.

No mesmo Evangelho de João, agora no versículo 23, é descrito:

Um dos discípulos, a quem Jesus amava,
estava à mesa reclinado ao peito de Jesus.

Seguramente João Evangelista, ao se recostar no peito de Jesus, pôde ouvir as batidas do seu coração, e com isso remeter o seu inconsciente para dentro do coração de Deus, curando naquele momento o seu coração simbólico e físico. Tenho certeza que naquele momento João se curou ao ouvir o coração de Jesus, pois foi o único discípulo que ficou ao lado de Jesus até sua morte. Todos os outros desapareceram.

Além disso, João foi o único discípulo que não foi martirizado. Morreu de velhice com o seu coração simbólico curado.

Caro(a) leitor(a), para que nosso coração simbólico seja curado, para que nossas emoções, nossos ressentimentos, nossos complexos desapareçam e para que nosso coração físico não sofra as conseqüências dos fatores de risco, nossa receita é ouvir o coração de Jesus. Uma das formas que acho importante é aquela que Nossa Senhora recomenda: através da eucaristia diária, do terço diário, da confissão mensal, do jejum semanal e da leitura diária da Escritura Sagrada. Amém!

Pecados capitais e o coração

Lendo São Tomás de Aquino comecei a entender os pecados capitais de uma forma bem diferente daquela que quando garoto aprendia nas aulas de catecismo, no salão paroquial da Igreja de Nossa Senhora do Monte Serrat, em Cotia. Naquela época era muito difícil entender tudo o que a Dona Izabel, nossa catequista, fazia questão que aprendêssemos.

São Tomás de Aquino postula que os pecados capitais são a distorção de algumas propriedades naturais dos seres humanos, ou seja, decorrem de desvios das nossas virtudes, conseqüentes de desequilíbrios do comportamento humano.

Assim, por exemplo, comer é necessário para a vida, comer em excesso é *gula*.

Gostar de si mesmo, ter autoconfiança é importante na manutenção do psiquismo sadio, mas exageros levam à *vanglória* e à *soberba*.

Guardar dinheiro é um ato de prudência diante das instabilidades da vida moderna, mas colocar o dinheiro como sendo o fator principal da vida é *avareza*.

Descansar é ato de recompensa após um dia de árduo trabalho, a *preguiça* é a fuga do trabalho por exagero de descanso.

Gostar de ter coisas, querer ser igual a outrem é absolutamente sadio. Anormal é sentir-se triste com o sucesso do outro. Ficar triste por não ter aquilo que o outro tem é *inveja*.

O ser humano quando estimulado apresenta resposta de defesa a um ataque externo. Esse mecanismo de reação a um agente externo é importante, pois através dele é que nos defendemos dos ataques da vida moderna. A *ira* é a resposta desordenada a esses estímulos, levando ao descontrole emocional.

Praticar esportes, sentir prazer durante uma atividade sexual são atos normais do ser humano. *Luxúria* é o exagero de sentir prazer, como idolatria do corpo, do sexo e de coisas materiais.

Certamente esses maus hábitos espirituais são sempre seguidos de procedimentos inadequados, fato que inexoravelmente leva à ocorrência de doenças físicas.

A ira e o coração

A inveja e a ira abreviam os dias, e a inquietação acarreta a velhice antes do tempo (Eclesiástico, 30, 26).

A ira de fato mata ou, pelo menos, aumenta significativamente os riscos de ter algum problema sério de saúde, de uma crise alérgica a um infarto fulminante.

Estudos têm demonstrado que pessoas que se irritam intensamente, e com freqüência, apresentam três vezes mais probabilidade de ter um infarto do miocárdio do que aquelas que encaram as adversidades com mais serenidade.

A raiva como predisposição para hipertensão arterial tem sido citada em diversos estudos; o estado de satisfação e felicidade, por outro lado, tende a normalizar a pressão arterial.

A medicina tem enfatizado exaustivamente as condições de vida e de personalidade que favorecem a doença cardíaca; quem fuma, como se sabe, tem até cinco vezes mais possibilidades de sofrer ataque cardíaco; pessoas de vida sedentária apresentam risco 50% maior de ter problemas de coração. Pessoas iradas têm a mesma chance de ter problemas no coração que os indivíduos que fumam ou que têm colesterol elevado. Pessoas com o pavio curto têm maior chance de ter doença cardíaca do que os calmos.

Como se sabe, existem condições médicas atualmente que fazem diminuir os riscos coronários, controlando-se o colesterol, diabetes, hipertensão, parando de fumar. Há medicamentos que ajudam a cortar esses fatores de risco.

Dominar a ira, no entanto, é muito mais difícil. Não existe remédio capaz de dominá-la totalmente. O único remédio é Deus. O único remédio é a Graça de Deus.

Nossa Senhora, em Medjugorje, pede que usemos as cinco pedrinhas para derrubarmos os Golias da atualidade. A ira é um Golias que cairá no chão após: a eucaristia diária, o terço diário, leitura da palavra de Deus, confissão mensal e jejum semanal. Não tenha dúvidas, você conseguirá combater esse vício capital, faça a experiência.

O ódio é mais profundo do que a ira. Enquanto a ira é uma emoção, o ódio é um sentimento. O ódio é um afeto tão primitivo quanto o amor. Só odiamos aquilo que nos é muito importante.

Em termos práticos, dizemos que a raiva leva ao estresse e o ódio, à mágoa crônica, angústia e frustração.

A ira pode levar a doenças agudas como infarto e derrame, já o ódio consome o equilíbrio interno cronicamente, mais compatível com diabetes, câncer, aterosclerose, hipertensão arterial crônica.

A palavra de Deus é curativa, pois indica o caminho para a cura das doenças do nosso coração simbólico, prevenindo as doenças do coração físico. São Paulo diz:

Mesmo em cólera não pequeis. Não se ponha o sol sob o vosso ressentimento. Não deis lugar ao demônio (Efésios, 4, 26-27).

A inveja e o coração

Um coração tranqüilo é a vida do corpo, enquanto a inveja é a cárie dos ossos (Provérbios, 14, 30).

Esse versículo do Livro dos Provérbios fala por si só, pois mostra as conseqüências da inveja no nosso corpo. É natural no ser humano reconhecer no seu semelhante algumas virtudes ou mesmo bens materiais que até certo ponto vão servir de modelo para suas aspirações pessoais. A imitação de Cristo de que São Paulo fala é um belo exemplo disso.

Querer ser ou ter algo como os outros é saudável, o errado é sentir-se triste pelo que nosso irmão tem ou é. Este é o pecado da inveja, entristecer-se com o sucesso dos outros.

Como todos os pecados capitais, a inveja pode desdobrar-se em outros, os quais São Tomás de Aquino chama de "filhas da inveja" que são: fofoca, detração (falar mal publicamente), ódio, tristeza pela prosperidade do outro ou alegria pela desavença do irmão.

O invejoso quer impedir a glória alheia. Esta o entristece, daí tenta diminuir o bem do outro, fazendo fofoca ou falando mal abertamente pela detração. Muitas vezes a inveja termina em ódio, isto é, o invejoso não só se entristece pela superioridade do outro, mas também quer seu mal sob todos os aspectos.

Não é difícil concluir que a inveja leva ao ódio, tristeza, ressentimento, depressão, sentimentos que vão levando a alterações crônicas do nosso psiquismo, com conseqüências nocivas ao nosso coração físico, podendo vir a hipertensão, infarto, câncer, aterosclerose etc.

A depressão é reconhecida hoje como importante fator de risco para a ocorrência da doença coronariana, mesmo quando controlados os fatores de risco clássicos, como a hipertensão arterial, o fumo e o aumento do colesterol no sangue. Além disso, o estado depressivo costuma ser manifestação freqüente e importante em pessoas que sofreram infarto do miocárdio ou submeteram-se a cirurgia de revascularização miocárdica (pontes de safena). Dezesseis a 22% das pessoas que sofreram infarto recente podem ter depressão, salientando-se que a associação entre esta e a doença coronária pode duplicar o risco de morte em pacientes entre 40 e 60 anos.

Foi por inveja do demônio que a morte entrou no mundo, e os que pertencem ao demônio prova-la-ão (Sabedoria, 2, 24).

A avareza e o coração

A nossa liberdade dada por Deus nos deixa a vontade de ter ou ser aquilo que quisermos e podermos. Isso também diz respeito a bens materiais, isto é, dinheiro.

Ter dinheiro não é pecado algum. O pecado está em como usá-lo e também na avareza.

*Se Deus dá ao homem bens e riquezas, e lhe concede
delas comer, e delas tomar sua parte, e se alegrar no
seu trabalho, isso é Dom de Deus* (Eclesiastes, 5, 18).

A avareza é o excessivo amor ao dinheiro e a tristeza enorme em gastá-lo quando necessário. A avareza é o oposto da justiça, pois o avaro recebe ou retém bens dos outros, contra o que lhe é devido por justiça.

*Seus príncipes estão no meio deles como lobos predadores que
atacam a presa para derramar sangue e obter lucros com avareza*
(Ezequiel, 22, 27).

As filhas da avareza surgem como traição, fraude, mentira, perjúrio, inquietude, violência e dureza de coração.

O avaro, para conseguir manter o seu dinheiro ou mesmo ao procurar para si os bens alheios, pode se servir da força, dando origem à violência. Usa a mentira para enganar os outros, usa a fraude para levar vantagem em tudo e finalmente a traição. Foi pela avareza que Judas traiu Jesus. O avaro acumula riquezas à custa da desgraça alheia.

O avaro nunca se sacia de dinheiro (Eclesiastes 5, 9).

Por nunca se contentar com o que tem, sempre querer ter mais e gastar menos, vive em desarmonia psíquica e espiritual. Essa falta de harmonia entre os corações psíquico e espiritual leva à doença física.

É o que vemos no nosso dia-a-dia, às vezes pessoas avaras são obrigadas a gastar dinheiro com doenças que lhes acontecem. É o nosso inconsciente nos punindo pelos nossos erros.

A gula e o coração

O alimento é a fonte de energia para o organismo. Comer é necessário, comer demais é gula. A gula, ou seja, a compulsão por comer é algo deletério ao corpo humano, podendo quase sempre levar à obesidade e conseqüentemente a todas as suas complicações, como hipertensão arterial, diabetes, infarto do miocárdio e morte.

A Organização Mundial da Saúde (OMS) reúne informações econômicas, psicossociais e de saúde que reafirmam a problemática: caminhamos para uma epidemia assustadora no século XXI de obesidade, doença que cresce em proporções alarmantes em todo o mundo. Nos Estados Unidos a prevalência da obesidade praticamente dobrou nos últimos 20 anos. Cerca de 30% dos americanos têm sobrepeso, 15% são obesos, 3% obesos com muito risco. Mais de 300 mil americanos morrem por ano devido às complicações da obesidade.

No Brasil a obesidade aumenta em números alarmantes, pois aproximadamente 40% dos brasileiros estão acima do peso recomendado, isto é, cerca de 70 milhões de pessoas estão acima do peso ideal. No nosso país, a obesidade causa por volta de 80 mil mortes por ano, e esse número deve crescer nos próximos anos em conseqüência do aumento rápido da obesidade entre crianças e adolescentes.

Segundo a Organização Pan-Americana da Saúde (Opas), enquanto nos Estados Unidos nessa faixa de idade houve aumento de 66% de casos de obesidade nos últimos 20 anos, no Brasil essa prevalência chega a 240%.

Esses números são aterrorizantes e nos mostram quão importante é atuarmos profilaticamente na obesidade, sobretudo na educação alimentar de nossas crianças e adolescentes, mostrando-lhes os prejuízos da alimentação *fast food*.

Essas considerações são importantes para seu esclarecimento, caro amigo leitor, para que se conscientize do grave problema que é a obesidade. Para que você tenha alguma orientação para ter uma alimentação saudável, achei por bem convidar a minha mulher, Gisela, brilhante nutricionista que já é, para que dê algumas dicas. Eis as recomendações dela para cozinhar fazendo escolhas saudáveis:

Gisela e a sua cozinha saudável

Quando pedi para Gisela escrever este capítulo a primeira coisa que ela disse foi:

– Mas eu ainda não terminei minha graduação!

– Ora, Gisela, você se forma no ano que vem (2005). Eu particularmente já a considero uma brilhante nutricionista, afinal tenho acompanhado de perto sua trajetória e melhor do que ninguém posso afirmar que você está em perfeitas condições de escrever esse capítulo.

– Mas...

– Amor, você revolucionou a nossa casa, minha saúde e de nossa família, além da casa de muitos de nossos amigos que não param de pedir conselhos e sua orientação nutricional. Como eu costumo dizer: contra números não há argumentos! Os resultados estão aí para quem quiser ver!

– Sim, amor, mas isso é diferente...

– Vamos fazer o seguinte: imagine que você está escrevendo um artigo para faculdade. Está bem assim?

E foi depois de muita conversa e de usar quase todos os meus argumentos que consegui que minha digníssima esposa concordasse em escrever este capítulo.

A Gisela é aquele tipo de pessoa que, quando se propõe a fazer alguma coisa, dá o melhor de si. E, como não poderia deixar de acontecer, o resultado é sempre excelente!

Foi assim também com seu curso de Nutrição. Para vocês terem uma idéia, sua trajetória universitária começou há mais de 25 anos quando entrou para o curso de Jornalismo, que acabou não concluindo.

Mas, em vez de eu estar contando essas coisas para vocês, vou deixar que ela mesma fale um pouco de sua história e no final vocês vão ver se eu não tinha razão.

Curando meu coração numa nova trajetória de vida!

Para quem ainda não teve a oportunidade de ler o primeiro livro do Roque, *Milagres que a medicina não contou*, tudo começou quando mudamos nossa empresa, a Gioli, para um lindo prédio comercial na badalada rua Dr. Mário Ferraz, num sofisticado bairro de São Paulo.

Todas as clientes que ali chegavam pela primeira vez me perguntavam:

– Gisela, você já trouxe um padre para benzer a sua loja... Isso aqui ficou bonito demais! Vai chover olho gordo...

E, por causa dessa pergunta, acabei transformando minha vida ao fazer uma experiência mística com Nossa Senhora (de quem nunca tinha ouvido falar, pois meu pai era judeu). Foi quando aceitei o convite de Maricy Trussardi (hoje minha madrinha de batismo), para ir ao Grupo de Oração que se reunia todas as terças-feiras em sua residência. Isso foi em 29 de outubro de 1996, às 15 horas.

Costumo dizer que essa data foi um divisor de águas na minha vida e na vida do Roque: a.C. e d.C. Isso mesmo: antes de Cristo e depois de Cristo!

E quando Deus entra na nossa vida de uma maneira tão forte, não há como não ser totalmente transformada. É aquilo que os místicos chamam de metanóia, um giro de 180 graus na sua vida com uma transformação fundamental do seu pensamento e caráter. Uma conversão espiritual. Foi exatamente isso que aconteceu comigo naquele dia.

Por fim acabei fechando a Gioli dois anos depois, em 1998 e permaneci no meu deserto até 2000, quando resolvi voltar à faculdade e decidi estudar Nutrição.

Na época eu estava com 45 anos e pensei: "Com a expectativa de vida aumentando para quase 80 anos no Japão, eu me formando aos 50, ainda terei pelo menos 30 anos para trabalhar nessa nova área que escolhi!".

Nunca é tarde para realizar um sonho!

E foi assim que, com o apoio do Roque, entrei na faculdade de Nutrição. Apesar de 25 anos sem estudar e sem conhecer absolutamente nada da área de biológicas (eu tinha feito humanas), acabei me tornando a primeira aluna da minha turma.

Em julho de 2003 fiz o que as pessoas chamaram de loucura, pois essa minha atitude iria atrasar um ano na minha graduação. Pedi transferência para o Centro Universitário São Camilo, uma faculdade mais voltada para a área clínica em que desejo me especializar.

Várias pessoas acharam isso uma loucura, mas eu não estou atrás de um simples diploma, eu quero realmente fazer uma faculdade que me forneça subsídios para minha vida profissional.

Para vocês terem uma idéia, logo que entrei na São Camilo fui selecionada para ser a monitora de bioquímica do meu *campus* da Pompéia. No semestre seguinte consegui a única vaga da Nutrição para um projeto a ser desenvolvido no Estado do Amapá.

Adorei ver o brilho nos olhos do Roque cada vez que lhe trazia notícias de uma nova conquista acadêmica.

Quando fazemos as coisas colocando Deus em primeiro lugar e as consagramos a Ele, não dá para fazer mais ou menos. É como o Padre Jonas Abib, fundador da Comunidade Canção Nova, costuma dizer:

– Ou santos, ou nada!

Foi por isso que fiquei preocupada quando Roque me pediu para escrever este capítulo, mas tenho que concordar, sem falsa modéstia, que estou perfeitamente habilitada para fazê-lo.

Agora, vamos ao trabalho!

Um pouco de estatística

As doenças cardiovasculares constituíram, sem dúvida, a maior de todas as endemias do século XX nos países ocidentais desenvolvidos, onde até foram consideradas epidemia progressiva (o aumento da incidência do infarto agudo do miocárdio).

Nos países industrializados o infarto agudo do miocárdio é a principal causa de morte, ocorrendo mais de 60% dos óbitos no período de uma hora após o evento.

Esse fato vem acontecendo nas últimas décadas também nos países emergentes, para os quais as estatísticas de saúde apontam as doenças cardiovasculares, incluindo as cerebrovasculares, ocupando o primeiro ou o segundo lugar como causa de morte.

No Brasil, elas são a principal causa de mortalidade, ou seja, cerca de 300 mil brasileiros por ano são vítimas dessa doença.

Esse aumento mundial das doenças cardiovasculares é o reflexo das profundas mudanças nos hábitos de vida da população, principalmente no que se refere à sua alimentação.

O excesso de peso e o acúmulo de gordura na região abdominal estão associados a um maior risco de doença aterosclerótica.

Como anda seu peso?

O índice de massa corpórea (IMC) é um método fácil e rápido para verificar se o seu peso está adequado para sua altura.

Para calcular como está o seu índice, faça o seguinte: divida o seu peso pelo quadrado da sua altura.

Se você tem 1,67 m e pesa 62 quilos, por exemplo, divida 62 por 1,67 x 1,67, isto é, 62 : 2,79 que é igual a 22,2 kg/m². Este é o seu IMC.

Basta agora verificar a tabela abaixo da OMS (Organização Mundial da Saúde, 1997) para ambos os sexos:

IMC (kg/m²)	Classificação
< 16,0	Baixo peso severo
16 – 16,99	Baixo peso moderado
17 – 18,49	Baixo peso leve
18,5 – 24,99	Normal
25 – 29,99	Pré-obeso (sobrepeso)
30 – 34,99	Obesidade classe I
35 – 39,99	Obesidade classe II
≥ 40,00	Obesidade classe III

Mas como está distribuída essa gordura no seu corpo?

Estudos mostram que a forma pela qual a gordura está distribuída pelo corpo é o mais importante para determinação do risco individual de doenças. Por isso, em pessoas com tendência à obesidade é fundamental lançar mão de indicadores que determinem esse tipo de distribuição. Com o envelhecimento ocorre um aumento progressivo dessa gordura corporal e uma redução da massa corporal magra. Resumindo: à medida que vamos envelhecendo ganhamos mais gordura e perdemos músculos. E, o que é pior, ocorre também uma redistribuição deste tecido adiposo que diminui nos membros e aumenta na cavidade abdominal.

Há dois tipos de distribuição de gordura corporal: a do tipo andróide (obesidade superior), quando o tecido adiposo, isto é, a gordura, está concentrado na região abdominal; e a do tipo ginóide (obesidade inferior), quando esse tecido concentra-se mais na região dos glúteos, quadris e coxas.

É de importância clínica identificar a distribuição de gordura, visto que a obesidade andróide (aquela na região abdominal) está associada ao desenvolvimento de doenças cardiovasculares e metabólicas.

E quem não tem hoje em dia aquela barriguinha que vive nos incomodando ?

Para saber se ela não é um risco para sua saúde, há um outro cálculo que é feito dividindo-se a medida do quadril pela medida da cintura para obter-se o que se chama de Relação Cintura-Quadril (RCQ).

Para saber a sua faça o seguinte: fique de pé e meça a sua cintura e seu quadril (no ponto maior entre a cintura e as coxas). Não esqueça de usar a menor quantidade de roupas possível.

Por exemplo, se você tem 90 cm de cintura e 105 cm de quadril, divida a medida da cintura pela do quadril, isto é, 90 : 105 = 0,90 e compare o resultado com a tabela abaixo:

Sexo	Relação	Risco
Masculino	0,90 – 0,95	Baixo
	0,96 – 1,00	Moderado
	> 1,00	Alto
Feminino	0,80 – 0,85	Baixo
	0,86 – 0,90	Moderado
	> 0,90	Alto

Na prática, uma relação superior a 1,00 para os homens e 0,85 para as mulheres é indicativa de risco para o desenvolvimento de doenças.

Há quanto tempo você não faz um exame de sangue?

Lembre-se de que esse corpo não nos pertence e que ele é uma ferramenta muito importante para que possamos realizar e contribuir com os planos de Deus. Um dia prestaremos conta de como cuidamos dele.

Se você nunca tinha pensado nisso, que tal começar agora a cuidar dele? Nunca é tarde demais para iniciar bons hábitos alimentares.

Em primeiro lugar, só existe colesterol em alimentos de origem animal, portanto tudo que você for comer que não vier do reino vegetal tem colesterol e precisa ser consumido com moderação.

Evite alimentos ricos em gordura saturada, como carnes gordas (cupim, contrafilé), miúdos e vísceras, manteiga, creme de leite, leite e iogurte integrais. Nessa listinha pode acrescentar os frutos do mar (riquíssimos em colesterol), gema de ovo, lingüiça, presunto gordo, mortadela, salame. Se fizer questão de comer embutidos, experimente os feitos de peru e chester que além de tudo vêm na versão *light*, contendo menos gordura e sal.

Aqui vale a pena abrir um parêntese sobre a diferença dos produtos *light* e *diet*. Para a legislação, *diet* é o produto do qual foi suprimido algum ingrediente, como o açúcar, e que nesse caso é o que deve ser consumido pelos diabéticos. Já os produtos *light* são aqueles que sofreram uma redução calórica.

Tudo que você encontrar escrito *light* na embalagem significa que ele tem pelo menos 25% menos calorias que o mesmo produto original. É por isso que encontramos lindas e apetitosas embalagens de bolos de chocolate escritas *light*! É que o bolo original tem 1.000 calorias e a versão *light* 750 calorias.

Consuma no máximo quatro gemas por semana, pois são ricas em colesterol. Caso o seu colesterol sangüíneo esteja elevado, não consuma mais que duas gemas por semana. Não esqueça de contar as gemas chamadas invisíveis, que estão escondidas nas receitas de panquecas, bolos e cremes.

Quando for comprar carne, prefira os corte magros do tipo: alcatra, coxão-mole, coxão-duro e patinho. Dê preferência às carnes brancas como o peixe e frango. Não esqueça de retirar a pele e a gordura visível das carnes.

Fuja dos torresmos, banha, *bacon*, toucinho, requeijão, chocolate e produtos que contenham manteiga de cacau.

Quando aparecer leite como ingrediente numa receita, dê preferência ao desnatado, pois ele praticamente não tem gordura. Para você ter uma idéia, o leite integral tem de 3,4 a 4% de gordura, o semidesnatado de 1 a 2% e o desnatado praticamente 0%. E todos são equivalentes quanto ao teor de cálcio.

O mesmo vale para os iogurtes. Dê preferência aos desnatados, pois, assim como o leite, contêm cálcio e são praticamente isentos de gordura.

Substitua o creme de leite integral pelo *light* que, além de apresentar menor teor de gordura, é menos calórico.

Quando for escolher queijos, fuga dos gordurosos, aqueles amarelos do tipo parmesão, provolone, prato, *brie, camembert, gouda* etc. Dê preferência em primeiro lugar à ricota e depois aos chamados queijos magros como o *cottage,* queijo minas fresco ou *light.*

Controle também o consumo das gorduras vegetais (óleos, castanhas, amendoim). Embora não contenham colesterol, o excesso de gordura na dieta contribui para o aumento das taxas sangüíneas de LDL.

Por outro lado, o abacate, as amêndoas e as avelãs, fontes de gordura monoinsaturada, são agora permitidos, claro que com moderação, pois protegem o coração.

Azeite de oliva ou óleo de canola também são ricos em gordura monoinsaturada, que aumenta o nosso bom colesterol (HDL) e diminui o mau colesterol (LDL).

Use no máximo uma colher de sopa por dia, cru, para temperar saladas. Nas preparações use óleo de girassol, milho ou soja que contêm gorduras que o nosso organismo não produz e que por isso são chamadas de essenciais. Mas não exagere na quantidade, pois cada grama de gordura tem 9 calorias. Para você ter uma idéia, uma colher de sopa de óleo de soja tem mais de 60 calorias...

Evite maionese e molhos à base de requeijão, gemas de ovos e creme de leite.

Prefira as margarinas às manteigas, pois estas contêm colesterol e maior quantidade de gordura saturada.

Cuidado, entretanto, com a gordura vegetal hidrogenada, presente nas margarinas, biscoitos, sorvetes, massa folhada, manteiga de amendoim etc. Recentes pesquisas comprovaram que ela tem um tipo de gordura (o ácido graxo *trans*) que é tão ou mais nocivo para saúde que a gordura saturada.

Uma dica: quando for comprar sua margarina, escolha a mais cremosa, pois quanto mais dura, mais ácidos graxos *trans* ela terá. Além disso, quanto mais cremosa, maior a quantidade de água e menor a de gordura.

Leia sempre se nas embalagens está escrito margarina ou creme vegetal e dê sempre preferência para a versão *light*. Uma boa escolha é utilizar margarinas que contenham entre 40 e 60% de gordura.

Invista nos antioxidantes naturais presentes nas frutas e vegetais coloridos. Já foi comprovado que as vitaminas C, A e E protegem as artérias da oxidação dos depósitos de gordura.

Não é apenas com o colesterol que as pessoas têm que se preocupar. Os triglicérides fazem parte de um outro tipo de gordura que também provoca sérios danos cardiovasculares.

A gordura que você come é absorvida no seu organismo na forma de triglicérides; dessa forma, para quem tem altas taxas dessa gordura no sangue, é imprescindível uma dieta pobre em alimentos gordurosos.

Dê preferência aos peixes, cuja gordura tem mostrado ótimos resultados no combate aos índices elevados de triglicérides. Procure comer peixe pelo menos três vezes por semana. Ele tem um tipo de ácido graxo essencial (ômega 3), presente em sua gordura, que também exerce efeito positivo sobre a pressão arterial.

Uma boa dica para temperar é usar, no lugar de gorduras, caldos com 0% de gordura de (carnes, peixes ou de frango) ou, ainda, os temperos naturais como alho, cebola, cheiro-verde, gengibre, manjerona, louro, orégano, *curry*, entre outros.

Cuidado com o excesso de álcool e de produtos à base de carboidratos refinados (pão branco, açúcar, doces, mel, refrigerantes, farinha branca) que podem se transformar em triglicérides. E não esqueça que 1 g de álcool produz 7 calorias.

O ideal também é consumir muitas fibras, de preferência na forma de alimentos e não como suplementos.

As fibras são carboidratos complexos, não absorvidos pelo intestino, com ação reguladora da função gastrintestinal. São classificadas em solúveis e insolúveis em água.

Representadas pela pectina (frutas), pelas gomas (aveia, cevada) e leguminosas (feijão, grão-de-bico, soja, lentilha e ervilha), as fibras solúveis reduzem o tempo de trânsito gastrintestinal, seqüestram os ácidos biliares, ajudando na eliminação do colesterol.

Além disso, componentes presentes nas fibras são denominados *pré-bióticos*: ingredientes alimentares não digeridos no intestino delgado que, ao atingir o intestino grosso, são metabolizados seletivamente por um número limitado de bactérias denominadas benéficas.

Essas são assim chamadas por alterarem a microflora colônica, gerando uma microflora bacteriana saudável, capaz de induzir efeitos fisiológicos importantes para a saúde.

A recomendação de consumo de fibra alimentar total para adultos é de 20 a 30g/dia, sendo 25% (6g) de fibra solúvel.

Ao preparar uma pizza, prefira rechear com vegetais do tipo rúcula, escarola, cogumelos ou frios à base de peru, chester ou queijos magros. Você já experimentou ricota defumada? É uma delícia!

A American Heart Association (AHA) recomenda que o consumo de gordura total da dieta fique entre 25 e 35% das calorias totais, sendo menor que 7% de ácidos graxos saturados, até 10% de ácidos graxos polinsaturados e até 20% dos ácidos graxos monoinsaturados.

Na hora de cozinhar, prefira os assados, grelhados, ensopados e refogados. Evite frituras. Para o que você costuma fazer empanado e frito, tente usar maionese vegetal (à venda nos supermercados) em vez do ovo batido e, depois de passar na farinha de rosca (de preferência integral), coloque numa assadeira no forno.

Se ao cozinhar usarmos grandes quantidades de gordura, estaremos sempre ultrapassando o valor referido e isso não é nada saudável.

Quando for preparar uma sobremesa, prefira à base de frutas, que contêm, além das fibras, vitaminas e sais minerais.

Lembre-se de que Deus fez a natureza para servir o homem. Temos tudo à mão, basta buscar. Você não precisa comprar suplementos vitamínicos que além de tudo são caros. Basta fazer uma alimentação equilibrada para obter todos os nutrientes necessários. Estudos comprovam que as vitaminas e minerais são melhor absorvidos nos alimentos que na forma de suplementos.

Para aqueles com problema de excesso de peso, diabetes ou triglicérides do sangue alterados, uma boa opção é substituir o açúcar do preparo do doce por adoçantes dietéticos. Mas não vale abusar.

Abuse sim das hortaliças. Prefira consumi-las cruas, sempre que possível. Elas contêm substâncias protetoras do nosso organismo. Está comprovado que pessoas que consomem verduras, legumes e frutas apresentam menos risco de ter alguns tipos de câncer, como do intestino, mama e próstata.

Aqui vai uma observação para o nosso tão famoso cafezinho. Os grãos de café contêm duas substâncias (cafestol e kahweol) que elevam o colesterol sérico.

A água quente utilizada para seu preparo remove algumas dessas substâncias gordurosas dos grãos de café que permanecem presentes no líquido que não é coado. Portanto, a recomendação é evitar o café expresso e sempre que possível usar o filtro de papel, pois este tem a propriedade de reter as substâncias citadas. Mesmo assim, evite tomar mais de cinco xícaras de cafezinho por dia.

A literatura documenta a ação do consumo de quantidade moderada de álcool e efeitos benéficos sobre a mortalidade por doença coronária na ausência de enfermidades do fígado e diabetes.

Esse efeito cardioprotetor é parcialmente atribuído à sua capacidade de elevar a concentração do chamado bom colesterol (HDL) e também reduzindo o fibrinogênio e inibindo a agregação plaquetária.

Há controvérsias, entretanto, a respeito da equivalência protetora que todas as bebidas alcoólicas excerceriam sobre a doença aterosclerótica.

Alguns autores relatam redução de 26% no risco de doença cardiovascular em homens que consomem de 5 a 30 ml de álcool/dia se comparados com os abstêmios.

Isso se traduz em 350 ml de cerveja, 30 ml de bebidas destiladas e 100 ml de vinho. É importante ressaltar que para nós mulheres a ingestão não deve ultrapassar 15 ml de etanol por dia. Nossa cota é 50% da masculina. Somos mais sensíveis ao álcool!

Isso não se aplica, como já disse anteriormente, às pessoas propensas a ter os níveis de triglicérides elevados, pois o álcool estimula a produção de VLDL pelo fígado.

Cuidado com o sal escondido nos alimentos, principalmente se você for hipertenso, isto é, se tiver pressão alta. Muitos alimentos contêm sódio e, por isso, devem ser evitados.

Fuja dos salgadinhos, queijos amarelos, alimentos industrializados como sopas, risotos e massas desidratados, caldos de carne, frango, legumes e temperos prontos.

Esses alimentos industrializados são responsáveis por cerca de 75% do sódio da dieta, portanto limitar os alimentos prontos já pode ser uma boa maneira de controlar sua pressão. Leia os rótulos desses produtos e dê preferência àqueles que não contêm sal (cloreto de sódio) e glutamato monossódico.

Quando for utilizar enlatados do tipo milho, seleta de legumes, *champignon* e outras conservas em água e sal, enxágüe em água filtrada antes do consumo.

Prepare os alimentos sem adicionar o sal de cozinha. Use e abuse dos temperos e condimentos naturais como alecrim, cebola, alho, gengibre, manjericão, tomilho, coentro, pimentas, louro, páprica, vinagre, limão, noz-moscada etc.

Retire o saleiro da mesa e não use também glutamato de sódio e shoyu. Evite maionese, *catchup*, mostarda, picles etc.

O *sal diet* ou dietético, cujo conteúdo é cloreto de potássio em vez de sódio, só poderá ser usado se você não estiver usando medicações que retenham potássio. Por isso pergunte ao seu médico se no seu caso não existe essa restrição.

Algumas pessoas que seguem dieta sem adição de sal de cozinha a aceitam melhor quando ingerem ao mesmo tempo alguns tipos de frutas como banana, abacaxi ou manga junto com as refeições.

Há diversos *sites* na internet com ótimas receitas para molhos de saladas sem adição de sal. Vale a pena conferir.

Para finalizar, acredito que uma das estratégias mais importantes é o fracionamento das refeições.

Vou dar o exemplo daqui de casa. Roque tomava um bom café da manhã, almoçava no hospital (quando não tinha nenhuma emergência no Incor) e só ia jantar lá pelas 20h30. Geralmente chegava faminto e acabava beliscando o que encontrava na copa.

Vivia brigando com a balança e descontava, na esteira e nas aulas com nossa *personal* Cíntia, as calorias extras que acabava ingerindo diariamente.

Ele tentou todas as dietas milagrosas que apareciam, além dos produtos que surgiam no mercado, mas sem sucesso, pois no começo ele até perdia um pouco de peso, mas em seguida voltava a engordar. O famoso efeito sanfona.

Sugeri então que adotássemos uma dieta mais fracionada (que eu me comprometeria a preparar) e que reduzíssemos o consumo de carne em geral. Iríamos trocar os carboidratos simples como arroz, farinha e pão branco pelos carboidratos complexos, isto é, arroz, farinha e pães integrais. O leite de vaca substituímos por leite de soja (mais saudável, sem colesterol e bem menos calórico).

Todos os dias Roque toma no café da manhã (7h00) uma vitamina preparada com 200 ml de leite de soja, uma fruta (uma banana ou meia maçã) e 40 g de aveia em flocos para garantir o consumo adequado de fibras, além de ser excelente fonte de vitaminas.

Ao sair de casa, ele leva o que nós acabamos chamando de *a malinha,* isto é, uma sacola térmica (discreta) que contém os lanche que ele irá tomar às 10 e às 16 horas. Isso é sagrado!

Faço geralmente dois sanduíches com pães integrais *light*. Procuro comprar sempre os que têm a menor quantidade de calorias por fatia. Consegui achar um que tem apenas 30 calorias para uma fatia de 17 g. Faço os recheios de patês caseiros como ricota, *homus* entre outros. Outro companheiro indispensável é um suco de frutas *light*.

Dessa forma, o Roque vai almoçar sem estar faminto e chega em casa com energia suficiente para fazer ginástica.

Também costumo colocar barrinhas de cereais e frutas para o caso dele não conseguir almoçar e evitar que fique longos períodos sem se alimentar.

O resultado está aí para todo mundo ver: Roque está emagrecendo devagar e, o que é mais importante, mantendo o peso alcançado, sem passar fome e sem aquela sensação desagradável de estar se privando das coisas que gosta, pois os novos alimentos introduzidos, além de saudáveis, dão muito mais saciedade e são deliciosos.

Essa é a famosa educação nutricional. Experimente e me conte depois! Que Deus o(a) abençoe!

A soberba e o coração

Segundo São Tomás de Aquino, a soberba é a mãe de todos os pecados capitais, sendo a geradora da inveja, da vanglória, da avareza, da ira, da preguiça. Foi através da soberba que o pecado veio ao mundo e junto com ele todas as doenças e também a morte.

Uma das situações que vejo muito no meu consultório é a soberba de alguns pacientes, que interferem no tratamento indicado, sugerindo medicações e tratamentos alternativos sem valor científico comprovado. Além disso, por se acharem ungidos do Senhor, deixam de tomar os medicamentos por conta própria por imaginarem que a sua oração será mais eficaz do que eles.

Isso é fato que acontece quase todos os dias nos consultórios médicos. Infelizmente esses auto-ungidos não se lembram das palavras do Senhor:

O Senhor fez a terra produzir os medicamentos:
o homem sensato não os despreza (Eclesiástico 38, 4).

Já vi casos de pacientes que se recusaram a seguir nossos conselhos médicos por se julgarem mais "médicos" do que nós. Infelizmente, depois de um certo tempo, esses pacientes voltaram em condições clínicas desfavoráveis e foram obrigados a seguir nossas condutas.

A luxúria e o coração

A mídia moderna apregoa sempre a busca da felicidade, que se resume na satisfação dos prazeres. Pratica-se ginástica para melhorar o corpo para ser chamariz para um caso sexual. Roga-se a compra de bens materiais, para diferenciação na sociedade. Há uma busca exagerada em fazer tudo para que o seu "eu" se torne o melhor, ou seja, tudo gira em torno do egoísmo e do egocentrismo.

"Eu sou o centro do universo", este é o jargão da Nova Era, movimento anti-religioso que está por trás de tudo isso.

Jamais alguém repetiria nos veículos de propaganda as palavras de São João da Cruz.

Não posso dar ao meu corpo tudo o que ele pede.

Nesse desvario de consumo, nesse exagero de prazeres

sexuais, na liberdade e libertinagem da vida moderna, surgiram as drogas e as doenças como o infarto, o acidente vascular cerebral, o câncer e a Aids.

Na literatura médica encontramos descrito que a angina durante o coito surge em 9% dos casos e a morte, em três a cada 500 homens (0,66%). Em um estudo onde se analisaram 5.559 pacientes foi verificado que a morte súbita durante o ato sexual ocorreu somente em 34 casos, entretanto todos estavam prevaricando, isto é, tendo relação adúltera. Provavelmente o sentimento de culpa tenha sido o responsável pela morte.

A preguiça e o coração

A inatividade física é reconhecidamente um dos importantes fatores de risco para as doenças cardiovasculares. O estilo de vida sedentário, assim como o tabagismo, a hipertensão arterial e a dislipidemia compõem os fatores de risco causadores das principais doenças cardiovasculares, principal problema de saúde atual.

A idéia da relação entre atividade física e saúde não é recente: foi mencionada pelos filósofos gregos e romanos. Entretanto, somente a partir dos anos 50, que o meio científico preocupou-se com esse tema, a partir de um estudo feito em Londres, analisando-se a incidência de doenças na população. Nesse estudo mostrou-se que motoristas de ônibus aposentados tinham o dobro de doenças do coração do que os carteiros, também aposentados.

A incidência de doenças cardíacas nos trabalhadores de escritório das docas de Nova York era maior do que nos estivadores, revelando o sedentarismo como um dos fatores predisponentes dessas moléstias.

Atualmente pode-se confirmar que o baixo nível de atividade física é um fator importante no desenvolvimento de doenças degenerativas, como o diabetes do adulto, da hipertensão arterial, da angina, do infarto do miocárdio e da osteoporose.

Estudos também têm revelado que pessoas sedentárias apresentam tendência maior para certos tipos de câncer, como os do intestino e de mama.

A atividade física pode reduzir o risco de desenvolvimento de várias doenças crônicas, sendo fator importante para aumentar o tempo de vida. Algumas descobertas recentes têm demonstrado que estes benefícios podem ser também sentidos entre os indivíduos inicialmente sedentários ou incapacitados que se tornaram mais ativos.

Vários estudos indicam uma influência positiva da atividade física no controle do peso corporal e melhora da distribuição da gordura corporal; mantendo uma vida independente e reduzindo o risco de quedas entre os idosos; melhorando o estado de humor; aliviando os sintomas de depressão e ansiedade; e elevando os padrões de saúde relacionados à qualidade de vida.

Empresas que adotaram programas de atividade física no local de trabalho para seus funcionários mostraram uma redução na ausência ao trabalho, redução nos custos médicos, aumento na produção e melhoria em seus lucros.

Evidências científicas têm reforçado que um estilo de vida ativo desde a fase escolar pode trazer vários benefícios, entre eles melhor rendimento, menos faltas às aulas, melhora no relacionamento com os pais, aumento da responsabilidade, bem como melhora no nível de aptidão física geral.

Qualquer atividade física é saudável de modo que pelo menos 30 minutos por dia de atividade física moderada (por exemplo, caminhadas de 100 metros), na maioria dos dias da semana (não menos do que dois), resultam em benefício a partir de 14 semanas de exercício regular, levando à diminuição do risco de um ataque cardíaco ao redor dos 40% em cinco anos de acompanhamento médico.

Hoje já se aceita que até o andar lento e regular dos idosos mudou a qualidade e quantidade de vida dos mesmos. A Federação Mundial de Cardiologia estimula a população em geral para uma simples "caminhada", pois não exige treinamento, técnica, equipamentos ou instrutores. Recomenda-se, também, escolher locais onde haja menos poluição ambiental e "escapamentos", proteger-se da insolação (e dos bandidos!!!), não sair em jejum, tomar água à vontade aos goles, usar tênis em bom estado, não continuar o exercício caso canse ou sinta algo.

Para complementar as informações, achei por bem convidar a minha *personal trainer*, Cíntia Petinatti, para que escrevesse algo sobre o assunto. Vamos às orientações:

A importância da atividade física

Você sabia que, em qualquer idade entre 30 e 80 anos, a atividade física regular traz benefícios à saúde, como na prevenção e no tratamento de doenças cardiovasculares? Porém, não se deve sair por aí fazendo todo e qualquer tipo de exercício. Precisamos aprender a respeitar o nosso corpo para que possamos usufruir dele da melhor forma possível.

Antes de iniciar qualquer programa de atividade física, todas as pessoas devem passar por uma avaliação médica, especialmente aquelas que pertencem ao grupo de risco, tais como sedentários, fumantes, obesos, pessoas com alimentação inadequada ou que tenham acima de 35 anos de idade. Em certos casos, essas pessoas deverão realizar um teste ergométrico ou outros exames orientados pelo médico. A avaliação inicial é muito importante para que se possa orientar os exercícios de forma adequada e segura.

Do ponto de vista cardiovascular é importante que se dê ênfase à atividade aeróbica, como andar, pedalar e nadar. Se você não possui acompanhamento de um profissional de educação física, opte por caminhar.

Os exercícios aeróbicos são realizados em intensidade moderada envolvendo grandes grupos musculares, por um tempo mais prolongado, de 15 a 40 minutos.

A intensidade do seu trabalho é determinada por meio do teste ergométrico e da avaliação clínica e controlada da medição da freqüência cardíaca, que representa o número de batimentos do seu coração por minuto. Os exercícios não devem causar dor ou sensação de mal-estar. Caso isso ocorra, procure orientação especializada.

Atividade física regular pode lhe ajudar a atingir e manter um peso saudável. Ser fisicamente ativo também pode fazê-lo ter mais energia, melhorar seu humor e reduzir o risco de desenvolver doenças crônicas.

Atividade física o ajuda a controlar seu peso ao utilizar as calorias em excesso que de outra forma seriam armazenadas como gordura. A maioria dos alimentos que você ingere contém *calorias*, e tudo que você faz utiliza calorias, incluindo dormir, respirar e digerir a comida. Equilibrar as calorias que você ingere com as que usa através da atividade física o ajudará a atingir e manter um *peso saudável*.

CALORIAS NOS ALIMENTOS > CALORIAS USADAS = GANHO DE PESO
CALORIAS NOS ALIMENTOS < CALORIAS USADAS = PERDA DE PESO
CALORIAS NOS ALIMENTOS = CALORIAS USADAS = CONTROLE DE PESO

Tornando-se fisicamente ativo

Se você tem estado inativo por um bom tempo, comece devagar e exercite-se por até 30 minutos por dia num ritmo que seja confortável. Caso não seja capaz de fazer exercícios por 30 minutos de uma vez, acumule atividades físicas durante o curso do dia em sessões de 10-15 minutos.

Benefícios da atividade física para a saúde

- Atividade física regular o auxilia a controlar seu peso.
- Reduzir seu risco ou controlar doenças crônicas como diabetes tipo 2, pressão alta e *colesterol*, doenças cardíacas, *osteoporose*, *artrite* e alguns tipos de *câncer*.
- Construir músculos articulações e *ossos saudáveis*.
- Melhorar o equilíbrio e flexibilidade.
- Prevenir a *depressão*.
- Melhorar o humor e sensação de bem-estar.

Atividades aeróbicas

Você pode atingir seu objetivo com pelo menos 30 minutos de atividade física de intensidade moderada, fazendo exercícios físicos aeróbicos. Estes incluem qualquer atividade que o faz respirar mais rápido do que quando está descansando e eleva a sua *freqüência cardíaca*.

Especialistas recomendam exercícios de intensidade moderada. Nesse ritmo, você pode respirar mais forte e acha-

69

rá mais difícil falar, mas ainda deve ser capaz de manter uma conversa. Se você está começando, vá devagar no exercício para ficar num ritmo de intensidade moderada.

Musculação

Musculação é outra forma de você alcançar os 30 minutos diários mínimos recomendados de atividade física moderada. Musculação também o ajuda a queimar as calorias extras e construir músculos, ossos e articulações fortes.

Especialistas recomendam musculação dois a três dias por semana, com um dia inteiro de descanso entre as sessões para permitir a *recuperação muscular*. Caso você seja novato na musculação, e na atividade física em geral, considere contratar um *personal trainer* certificado que pode planejar um programa individualizado para ajudá-lo a exercitar-se de forma segura e efetiva. Um *personal trainer* que tenha graduação em fisiologia do exercício deve ser capaz de ajudá-lo a alcançar seus objetivos na atividade física.

A prática consistente de musculação irá:

- Definir nossa musculatura e ajudar-nos a redefini-la.
- Ajudar-nos a manter nossa força funcional para atividades cotidianas e esportes.
- Ajudar a aliviar os sintomas de *artrite* ao fortalecer os músculos que dão suporte que envolvem nossas articulações.
- Aumentar a densidade óssea.
- Melhorar a postura.
- Prevenir *dores nas costas*.
- Ajudar a elevar a taxa metabólica (então podemos comer um pouco mais e manter nosso peso mais facilmente).
- Melhorar nossa circulação. Sim, a musculação nos mem-

bros inferiores do nosso corpo ajuda o sangue a retornar ao coração (músculos da perna fortes contraem durante o movimento ajudando a empurrar o fluxo sangüíneo a voltar para o coração).

- Estudos também sugerem que a musculação é útil para diminuir a pressão sangüínea.

Estes são apenas alguns dos benefícios importantes do trabalho de musculação consistente.

O American Institute for Cancer Research também recomenda que mantenhamos o nosso ganho de peso durante a vida adulta abaixo de 5 kg para diminuir o risco de *câncer*. É por isso que eles adicionaram a musculação às suas recomendações.

Então, um dos lemas que tento seguir regularmente pela vida é "E não acho o tempo, eu faço o tempo". Exercícios, tanto cardiovascular quanto de levantamento de peso, são importante hábito de estilo de vida.

Dicas para um programa de atividade física seguro e bem-sucedido

- Verifique seu estado de saúde com um profissional médico. Caso tenha problema de saúde crônico como obesidade, diabetes, enfermidade cardíaca ou pressão alta, pergunte ao seu médico que tipo de atividade física e qual a quantidade apropriada para você.
- Comece devagar. Incorpore mais atividade física no seu dia-a-dia e gradualmente atinja o objetivo de 30 minutos para melhorar sua saúde e controlar seu peso.
- Estabeleça metas. Tenha objetivos a curto e longo prazos e comemore cada sucesso.

- Trace o progresso. Mantenha um registro para traçar seu progresso. Anote quando você se exercitou, que atividade física realizou, qual a duração e como sentiu-se com o exercício.

- Pense em variedade. Escolha uma variedade de atividades físicas para ajudá-lo a alcançar seus objetivos, prevenir o tédio e manter sua mente e corpo desafiados.

- Esteja confortável. Use roupas e calçados confortáveis e apropriados à atividade física que estiver fazendo.

- Escute o seu corpo. Interrompa a atividade física e consulte um médico caso sinta incômodo ou dor no peito, tontura, dor de cabeça forte ou outros sintomas anormais quando estiver exercitando-se. Se a dor não for embora, procure ajuda médica imediatamente. Caso esteja sentindo-se fatigado ou doente, tire uns dias de descanso. Você pode retornar ao seu programa de atividade física quando estiver sentindo-se melhor.

- Coma alimentos nutritivos. Escolha uma variedade de alimentos nutritivos todos os dias. Lembre-se que sua saúde e peso dependem tanto do seu plano de dieta como do nível de atividade física.

- Tenha apoio. Encoraje sua família e amigos a apoiá-lo e acompanhá-lo em sua atividade física. Forme grupos de caminhada com colegas de trabalho, brinque com suas crianças ao ar livre ou tenha aulas de dança com os amigos.

Atividade física regular o ajudará a sentir-se melhor e ter movimentação e aparência melhorada. Seja o seu objetivo atingir e manter um peso saudável ou melhorar sua saúde, ficar fisicamente ativo é um passo na direção certa. Aproveite os benefícios para a saúde da atividade física e a faça parte integrante da sua vida.

Atividade física é uma fator essencial para a saúde dos ossos. Os benefícios dos exercícios para o esqueleto têm se manifestado por todo o ciclo de vida. Exercícios podem: afetar positivamente o pico de massa óssea em crianças e adolescentes; auxiliar a manter ou mesmo promover um modesto aumento na densidade óssea em adultos; auxiliar na diminuição da perda de massa óssea devido à idade em adultos mais velhos.

O ideal é que se pratique exercícios pelo menos três vezes por semana. Melhor ainda é evitar que eles ocorram em dias consecutivos, para que se possa estimular e regular adequadamente os sistemas cardiovascular, respiratório e muscular, gerando as adaptações necessárias sem causar sobrecarga.

Teste seu estresse

Saúde
Uma doença ou lesão que foi:

Muito séria	74	❏
Moderadamente séria	44	❏
Pouco séria	20	❏

Trabalho

Mudança para novo tipo de trabalho	51	❏
Mudança nas condições de trabalho	35	❏
Mudança de responsabilidades no trabalho	41	❏
Fazendo cursos para ajudar no trabalho	18	❏
Problemas no trabalho	32	❏
Grande readaptação nos negócios	60	❏
Demissão do emprego	74	❏
Aposentadoria	52	❏

Casa e Família

Mudança de residência	40	❏
Grande mudança nas condições de vida	42	❏
Mudança nos hábitos familiares	25	❏
Grande mudança na saúde ou no comportamento de um familiar	55	❏
Casamento	50	❏
Gravidez	67	❏
Aborto	65	❏
Nascimento (ou adoção) de criança	66	❏
Cônjuge começa ou pára de trabalhar	46	❏

Aumento nas discussões com cônjuge	50	❏
Problemas com familiares ou parentes	38	❏
Divórcio dos pais	59	❏
Casamento de um dos pais	50	❏
Separação do casal por dificuldades no trabalho ou no relacionamento	79	❏
Filho sai de casa	42	❏
Parente vai morar com você	59	❏
Divórcio	96	❏
Nascimento de neto	43	❏
Morte do cônjuge	119	❏
Morte de filho	123	❏
Morte dos pais ou irmão(s)	101	❏

Pessoal e Social

Mudança em hábitos pessoais	26	❏
Iniciando ou concluindo estudos	38	❏
Mudança de escola ou universidade	35	❏
Mudança de convicções políticas	24	❏
Mudança de crença religiosa	29	❏
Mudança nas atividades sociais	27	❏
Férias	24	❏
Novo relacionamento afetivo	37	❏
Noivado	45	❏
Problemas de relacionamento pessoal	39	❏
Dificuldades sexuais	44	❏
Acidente	48	❏

Pequena violação da lei	20	❏
Preso	75	❏
Decisão importante sobre o seu futuro	51	❏
Realização pessoal importante	36	❏
Morte de um amigo próximo	70	❏

Financeiro

Perda significante de renda	60	❏
Aumento significante de renda	38	❏
Perda/prejuízo na propriedade pessoal	43	❏
Grande aquisição	37	❏
Pequena aquisição	20	❏
Dificuldades de crédito	56	❏

Pontos	Nível de Risco	Probabilidade de Adoecer
0-200	Baixo	1 em 10
201-300	Moderado	3 em 10
301-450	Elevado	5 em 10
>450	Alto	7 em 10

As pessoas com maior risco de adoecer (70%) são as que têm um alto nível de estresse e técnicas ineficientes para lidar com ele. As chances são reduzidas para 10% quando o nível de estresse é baixo e as pessoas dispõem de técnicas eficientes de autocontrole.

Doutor, quanto custa um coração? Quero comprar um!

Esta foi a pergunta que Pedro me fez, assim que chegou ao meu consultório, encaminhado por um dos professores-titulares da Faculdade de Medicina da USP. Não entendi bem a pergunta, apenas continuei a ouvi-lo:

– Doutor, vim aqui como última esperança de vida, porque o Professor Antonio pediu-me que viesse consultar com o senhor. Preciso de um coração, urgentemente, pois o meu está muito ruim. O senhor me consegue um rapidamente? Quanto custa um coração? Se o senhor disser que meu caso não tem mais jeito, saio daqui e me atiro embaixo do primeiro carro que passar pela minha frente.

Nesse momento pude avaliar muito bem o grau de desespero do Pedro. Estava tão atormentado pelo medo de morrer que chegou até a mim fazendo perguntas absurdas, como se fosse possível comprar um coração. É claro que ele não sabia da existência de controle governamental de órgãos doados, de modo a ser observada uma fila de pessoas aguardando corações, córneas, rins de doadores.

Pedro era uma pessoa totalmente assintomática até uns dias antes, quando procurou um pronto-socorro por achar que estava com gripe. Teve uma surpresa enorme quando o médico o internou e o encaminhou a um cardiologista que após exames de rotina lhe disse:

– O seu caso é muito grave, seu coração está fraco e você necessita de transplante cardíaco o mais rápido possível.

Imaginem o desespero dele, quando ouviu essas palavras daquele médico. Teve alta do hospital com uma série de medicamentos, foi aconselhado a ficar em repouso absoluto, sem sair de casa, onde deveria permanecer até encontrar um coração para ser transplantado.

Ficando absolutamente estonteado com a mudança brusca da sua vida, pois até então não sentia absolutamente nada, resolveu procurar uma segunda opinião e, por meio de seu sogro, funcionário da Faculdade de Educação Física da Universidade de São Paulo e amigo de pescaria do Professor Antonio, chegou até mim.

Conversei bastante com ele durante a primeira parte da consulta, fiz um exame físico bem detalhado, pois senti que deveria lhe passar tranqüilidade e confiança para que pudesse conduzir com certeza o seu caso.

Após exame físico e análise dos exames complementares que trouxe, achei por bem pedir um cateterismo cardíaco, para completar toda a investigação diagnóstica.

Realmente Pedro tinha uma grave lesão no músculo cardíaco, que poderia ser controlada clinicamente, não havendo, até então, nenhuma indicação de transplante.

Consegui tranqüilizá-lo e com uma nova orientação terapêutica Pedro foi para casa, sendo aconselhado a voltar ao trabalho o mais rápido possível. Além disso pedi-lhe que se comunicasse comigo diariamente por telefone para dar-me um relatório do seu estado físico. Vale salientar que faço isso com todos os pacientes com que inicio novas terapêuticas, o que me dá maiores informações sobre a evolução do tratamento, dos efeitos colaterais dos medicamentos, além de dar a eles maior segurança.

Depois de muitas semanas de ajuste medicamentoso, Pedro voltou a viver normalmente. Sempre falava a ele:

– Quando você tiver esquecido o seu coração, estarei contente e certo da sua melhoria.

O paciente cardiopata vive com uma espada sobre sua cabeça, pois mesmo que esteja controlado, sem sintomas, sempre tem medo de morrer. Cabe a nós, cardiologistas darmos essa segurança ao paciente, dando-lhe muita atenção e sempre estando prontos para responder-lhe qualquer tipo de dúvidas. Tenho visto com freqüência pacientes pós-infartados e/ou com doenças miocárdicas graves (doenças do músculo cardíaco) passarem por situações psicológicas desagradáveis, entrando em depressão ou vivendo em clima de ansiedade extrema, o que sempre leva a piora do quadro clínico.

É importante que nesses momentos o médico atue como um profissional total, ou seja, veja o doente de uma forma global, tratando o doente e não somente a doença.

Sempre gosto de falar aos pacientes sobre a Carta de São Paulo aos Filipenses, quando o apóstolo, preso em uma masmorra, não sabendo o que lhe ia acontecer no minuto seguinte, dizia aos habitantes da comunidade de Filipo:

Não vos inquieteis com nada! Em todas as circunstâncias apresentai a Deus as vossas preocupações, mediante a oração, as súplicas e a ação de graças (Filipenses, 4, 6).

Imagine uma pessoa presa em uma masmorra daquela época, sem luz, sem comida, sem água, sem esperança de vida. Somente Deus é que poderia dar a essa pessoa alguma expectativa de vida. E Paulo tinha esperança, pois havia se encontrado com Deus há muito tempo. E era Ele que naquele momento lhe dava força e tranqüilidade para encarar o sofrimento.

A doença é uma masmorra! São elos de cadeias que nos prendem e nos levam à morte. Somente o Senhor pode nos livrar dessa prisão.

O tempo foi passando e graças a Deus consegui estabilizar o seu quadro clínico, de modo que Pedro estava levando uma vida normal. Ia freqüentemente a bailes, pois adora danças de salão e, como grande *expert* no assunto, sempre que podia, passava várias horas experimentando boleros, rumbas e salsas nos mais variados clubes de São Paulo. Dançava horas e horas e passava muito bem. Pedro estava realmente controlado clinicamente e o fantasma do transplante tinha desaparecido.

Do ponto de vista espiritual, abordei logo de início com ele sobre a entrega que devemos fazer de nossas doenças, de nosso tratamento, para que Deus tome conta de tudo conforme a sua vontade. Pedro, apesar de não ser católico praticante, entendeu minhas palavras pois estava seguro que, ao lado do seu tratamento medicamentoso, deveria ter esperança da participação divina na sua cura.

A cada seis meses, ele ia até ao consultório, para verificar suas condiçoes clínicas. A cada dia que passava ele melhorava física e psicologicamente.Um dia, chegou ao consultório com a Fátima, sua esposa, e durante a consulta disse-me:

– Doutor, estou me sentindo muito bem. Minha vida agora está em ordem. Respondo com muito gosto a sua pergunta de se tinha esquecido meu coração. Nem me lembro que um dia um mau profissional me disse que teria que ficar em repouso em casa até achar um coração para ser transplantado em mim. Hoje, graças a Deus e ao senhor, sou outro homem, faço planos para a minha vida, minha empresa, minha família. Por falar em família, o senhor sabe que sou casado com a Fátima como segundas núpcias. Do primeiro casamento tenho duas filhas, mas gostaria muito de ter outro filho, pois a Fátima é nova e poderá me dar um novo rebento, quem sabe um menininho.

Já tentamos por muito a gravidez da Fátima, mas não conseguimos de uma forma normal. Precisamos de um tratamento especializado.

O senhor conhece algum amigo seu que faça isto? Que seja da sua confiança, doutor, o senhor sabe da minha história. Não quero cair nas mãos de maus profissionais novamente. O senhor pode me ajudar?

– Claro, Pedro. Fico muito feliz em ajudá-lo pois o fato de você estar pensando em um novo filho realmente é o maior sinal que está curado do ponto de vista psicológico. Além disso, a esperança de vida se torna mais forte quando se tem uma expectativa, quando se tem responsabilidades e um filho é a melhor coisa para tudo isso. Você pode procurar um amigo meu, o Paulo Serafini, médico brasileiro que trabalha nos Estados Unidos e aqui no Brasil. É um dos mais respeitados profissionais dessa área e, digo mais, ontem mesmo estive com ele, pois nestes dois próximos meses ficará no Brasil (Paulo ficava dois meses no Brasil e dois meses nos EUA).

Pedro emocionado disse-me:

– Doutor, o senhor não acredita no que vou dizer. Era esse médico mesmo que queríamos, mas não estávamos conseguindo marcar consulta pois ele é muito procurado. É impressionante, doutor, a coincidência, pois já tínhamos até desistido de falar com esse médico. Será que o senhor consegue falar com ele?

– Pedro, não existe a coincidência e sim providência, disse-lhe. Vou ligar agora mesmo para o Paulo.

Peguei a minha agenda de telefones e na sua frente liguei para o Paulo e marquei a consulta para a Fátima, para alguns dias depois.

Pedro e Fátima saíram muito contentes e agradecidos do consultório com um brilho diferente no olhar, pois sentiam que algo bom estava para acontecer para eles, já que tudo estava se encaixando perfeitamente.

Tempos depois, Pedro me telefona muito feliz e agradecido pois o tratamento da Fátima tinha dado certo, estava grávida de alguns meses.

A gravidez de Fátima, no entanto, foi muito conturbada, logo nos primeiros meses começou a se sentir muito fraca, perdendo suas forças, chegando a ter que permanecer deitada durante todo o dia. Em uma de suas consultas de evolução, Paulo ligou-me e muito preocupado pediu-me para que indicasse um neurologista para consultar a Fátima, pois ele achava que ela estaria com uma doença neuromuscular grave. Prontamente indiquei-lhe o nome de um outro colega, neurologista de extrema experiência clínica, além de ser pessoa de ótimo caráter, que também se chama Paulo.

Fátima passou por várias consultas com ele, submeteu-se a exames muito complicados. A cada dia que passava sentia-se pior, a fraqueza muscular era progressiva, mal conseguia dar alguns passos, precisava de ajuda para realizar os mais simples movimentos, como comer, ir ao banheiro ou tomar banho. O quadro realmente estava ficando desesperador.

A família estava apavorada com as possíveis complicações da doença, *miastenia gravis*, pois sabia que ela atinge todos os músculos do organismo, entre eles os que comandam a nossa respiração. Um comprometimento desses músculos poderia levar a Fátima a uma paralisia respiratória e morte por asfixia.

Várias foram as suas passagens por prontos-socorros da capital e muitos foram os momentos de angústia, pois parecia que tudo estava acabado, a doença progredia paulatinamente e o risco de morte era iminente, embora a gravidez transcorresse normalmente.

Se por um lado havia toda a alegria do mundo por saber que no seu ventre crescia um fruto do seu amor com Pedro, por outro havia a enorme angústia de subitamente sentir-se sufocada e asfixiada pela doença.

Um certo dia, o ginecologista chamou-me em seu consultório para que juntos decidíssemos o futuro de Fátima pois a doença se agravava. Discutimos muito o seu quadro clínico e, ao ouvir com atenção a opinião do neurologista, ressaltando serem os estados gravídicos motivos de piora da doença neuromuscular, fiquei gelado: a gravidez era um enorme risco para a vida de Fátima!

Fátima antecipando-se a qualquer tipo de comentário que ousássemos fazer, logo disse:

– Doutor, vou até o final da minha gravidez! Nem que eu morra! Quero ter esse filho do Pedro!

Ela foi muito categórica na sua decisão, embora soubesse da gravidade do seu caso. Confesso, caro(a) leitor(a), que é uma situação muito delicada para todos quando a gravidez se torna risco de vida para a paciente.

Do ponto de vista médico, existiria indicação do aborto terapêutico, situação prevista pelo nosso código de ética, quando existe risco de vida para a mãe. Sob o prisma cristão, no entanto, o aborto está proscrito em qualquer situação. Não podemos matar um ser humano em detrimento de outro.

A possibilidade da morte da mãe poderá ou não ser consumada durante a evolução da doença, ou seja, a mãe tem, por mínimas que sejam, chances de sobreviver. A criança, por sua vez, não tem escolha, só lhe resta a morte.

Aproveitei essa situação para saber realmente as opiniões de alguns teólogos sobre esse assunto, que às vezes nos surpreende no nosso cotidiano.

Padre Leo Pessini, um dos maiores nomes em bioética deste país, é categórico ao afirmar sobre a proibição de qualquer tipo de aborto, por maiores que sejam os motivos. Diz Padre Pessini:

O aborto é uma violência contra a vida,
independente do que a cerca.

Graças a Deus, Fátima, iluminada pelo Senhor, nos poupou de decisão tão difícil; cabia-nos agora planejarmos uma forma dela levar a sua gravidez a termo e sem problemas. Esse era o grande problema.

O tempo passou, a situação foi gradativamente se controlando. A gravidez caminhou normalmente, a despeito de todos os riscos desenhados no início.

Em uma das consultas, Pedro, acompanhado que estava com Fátima já na fase final da gravidez, disse:

– Doutor Roque, tenho que confessar uma coisa para o senhor. O senhor viveu conosco toda essa fase da gravidez difícil da minha mulher, viu de perto todo o problema da sua doença muscular que graças a Deus desapareceu, mas não sabe que ela fez uma promessa para Nossa Senhora de Fátima. Entregou a gravidez para Nossa Senhora e prometeu que daria, ao senhor e a sua esposa, a filha para ser batizada.

Fiquei muito emocionado com isso, já que nunca tinha sido convidado para esse papel que refuto de muita importância para a vida espiritual da criança, pois os padrinhos são responsáveis por toda a educação das crianças, na ausência dos pais. Gisela ficou também muito contente com tal, sentindo-se honrada para ser madrinha pela primeira vez na vida, assim como eu.

O tempo passou, um dia estava em casa, preparando-me para ir ao *show* do Padre Antonio Maria de lançamento do meu primeiro livro, *Milagres que a medicina não contou*, recebo um telefonema do Pedro, que todo feliz me comunica o nascimento de uma menina: Rebecca.

Visitamos Rebecca quando já estava em casa e pudemos ver como a graça de Deus faz nossos sonhos se tornarem realizados. Apesar de todas as intercorrências, de todo o sofrimento e principalmente de todos os riscos, lá estavam Fátima e a sua filha Rebecca, nossa prometida afilhada. Era um presente de Nossa Senhora de Fátima! Nesse dia combinamos a data do batismo: seria no dia de Nossa Senhora de Fátima, 13 de maio, dia que também comemorávamos o batizado da Gisela.

A festa do batizado foi lindíssima. Realizada na Casa da Fazenda aos sons de um quarteto de cordas, Rebecca foi batizada em alto estilo, exatamente como Deus quer que os seus filhos vivam, isto é, com prosperidade, com alegria, com fartura, mas com a Sua Graça. Lá estiveram muitos amigos nossos, para testemunhar de perto a presença do Senhor, naquela linda criança.

Durante o ato religioso, autorizado pelo bispo local, além do batismo da Rebecca, Gisela reafirmou suas promessas batismais, ao lado da sua querida madrinha de batismo: Maricy Trussardi.

Após nos tornarmos compadres, nosso relacionamento

se estreitou, de modo a convivermos um pouco mais de perto. Sempre que posso, aceito os freqüentes convites do Pedro, para passar alguns dias na sua linda casa de Angra dos Reis, onde podemos ver de perto as maravilhas da natureza criada por Deus. Entre um e outro passeio no lindo barco de Pedro, vejo sempre a Rebecca, toda faceira, alegre, correndo pelo deck da casa e por vezes sempre me vem um pensamento:

– Como Deus foi bom para nós todos, pois graças a Sua Vontade e a Nossa Senhora de Fátima esta criança está aqui. Deus não foi o responsável pela ocorrência da miastenia durante a gravidez da Fátima; isso aconteceu por um problema do organismo dela, mas na Sua infinita bondade visitou o sofrimento da Fátima, inspirando-a e encorajando-a a manter a gravidez até o final.

Fátima ouviu os sinais de Deus e nos deu a nossa querida afilhada Rebecca.

Louvado seja Nosso Senhor. Amém!

Philippe Madre – um médico de Deus!

A primeira vez que ouvi falar do Dr. Philippe Madre foi durante o Congresso Nacional da Renovação Carismática Católica de 2003, quando, após minha pregação, o Reinaldo, coordenador nacional da RCC, anunciou a realização de um encontro nacional de profissionais de saúde, incumbindo-me de organizar tal evento.

Após isso, comecei a me interessar pelo trabalho do Dr. Madre, dispus-me a ouvir as fitas de suas palestras, bem como a ler os seus livros, até então desconhecidos por mim.

Lembro-me muito bem de um dia, quando estávamos indo para Cachoeira Paulista, para um acampamento de oração na Canção Nova, com o Padre Leo, quando durante a viagem começamos a ouvir as fitas das palestras do Dr. Madre. Suas palavras foram contundentes, principalmente quando, argüido sobre o porquê das doenças e das curas, ele respondeu:

– O plano de Deus é um mistério para nós. Nem sempre a cura física significa cura total, mas sempre a cura espiritual promove a santificação das pessoas.

Philippe, como haveria de chamá-lo mais tarde, impressionou-me muito pelas suas palestras e pelos seus livros, deixando-me expectativa muito grande com relação à sua vinda para o Brasil, programada para o mês de abril de 2004.

E afinal chegou o dia programado 21 de abril de 2004,

às cinco horas da manhã estávamos nós, no Aeroporto Internacional de São Paulo, aguardando a chegada de tão ilustre visitante.

Philippe, um médico psiquiatra francês, formado há quase 30 anos, teve uma vida toda especial e peculiar, pois, recém-formado ainda, teve a graça de presenciar uma cura milagrosa, tão espetacular, que o levou, junto com amigos, a iniciar uma comunidade religiosa, hoje difundida pelo mundo inteiro, a Communauté des Béatitudes.

Philippe contou-me que, durante os primeiros anos de formado, em um certo dia, reunido com amigos, estes o convidaram para participar de um grupo de oração ecumênico, para orar por uma pessoa doente, uma moça com alto grau de esquizofrenia diagnosticada e comprovada por psiquiatras locais.

Achando que aquilo tudo era bobagem, pois não admitia que a oração pudesse curar uma doença tão complicada, não participou da reunião, indo dormir. Necessitava descansar após um dia cansativo e cheio de trabalho, pois, como estava na fase de aprimoramento profissional em psiquiatria, dedicava-se muito à sua carreira.

No dia seguinte, ao se levantar, pela manhã, levou um susto muito grande. A primeira pessoa que veio cumprimentá-lo foi justamente aquela moça que no dia anterior estava totalmente perturbada psiquicamente.

De início achou estranho, mas seu caráter cético somente conseguiu persuadi-lo da ocorrência de um milagre, quando percebeu que a mudança do estado psiquiátrico da moça foi estável e definitivo, revelando a cura milagrosa.

A partir desse momento, ele se rendeu à ação de Deus e, maravilhado por ter presenciado a ação Dele, entregou-se totalmente ao Senhor, consagrando sua vida a Ele.

Philippe começou a ter uma intimidade muito grande

com Deus de modo a desenvolver alguns dons e carismas recebidos, principalmente na cura das enfermidades, de modo a exercê-los com muita propriedade em todo o mundo, missão que cumpre atualmente.

Recebemos o Dr. Madre em nossa casa e Gisela, que tem no francês sua segunda língua, prontificou-se a ser sua tradutora durante todo o evento da RCC que deveria ser naquele final de semana.

O evento foi maravilhoso e repleto de bençãos. Jesus estava presente no meio de nós! Muitas curas aconteceram, principalmente a minha, que conto a seguir.

Sempre fui muito cético com relação às curas que acontecem durante as reuniões da RCC e dos nossos irmãos separados, pois sempre duvidei e questionei muita coisa, principalmente quando se proclamam curas de sintomas que sei muito bem que são psicossomáticos. Além disso, quando o orador pergunta à assembléia se houve alguma cura ou milagre, evidentemente que todos os participantes querem se sentir agraciados por Deus, daí assumem algumas curas, nem sempre milagrosas.

Fico muito triste quando vejo pastores, padres e leigos da RCC, após realizarem orações para uma assembléia, contabilizando resultados das curas. É difícil aceitar a proclamação de tantos milagres, que vão desde a cura do câncer até o encontro de uma chave perdida!

Graças a Deus, a nossa Igreja é muito cautelosa e cuidadosa com relação à autenticação de milagres. Estes devem ser validados por uma comissão de estudiosos do Vaticano antes de serem proclamados para o público leigo.

Existem vários padres e leigos que tendo o dom da cura física são verdadeiros canais de milagres de Deus, mas também existem outros que manipulando a assembléia podem originar falsas curas e falsos milagres.

Conheci muitas pessoas que têm o dom da cura física, felizmente a grande maioria age como canal da graça de Deus, sendo instrumentos de ação do Senhor.

Padre Degrandis é um deles. Quando o conheci, antes de ser apresentado a ele, o vi sentado, com um caderno na mão, em frente ao Santíssimo Sacramento, conversando com Jesus, sobre o assunto que iria falar na palestra que faria. Caros leitores, aqueles que não o conhecem têm que conhecê-lo. Que homem de Deus é o Padre Robert Degrandis!

Estelinha, a *star* de Campinas, irmã que Jesus me deu, é tradutora do Padre Degrandis todas as vezes que ele vem ao Brasil. Por isso mesmo tem participado de experiências fantásticas com ele, dentre as quais, contou-me uma vez uma passagem que me deixou estupefato.

Estava o Padre Degrandis fazendo uma oração quando começou a falar:

– O senhor está me revelando que existem aqui pessoas com problema na coluna que estão sendo curados; existem pessoas com problema de audição que estão sendo curadas. Várias pessoas se identificaram como tal. Várias curas aconteceram.

A seguir o padre falou:

– Existe uma pessoa que está com um problema renal e amanhã deverá fazer uma diálise. Ela está com medo, mas não se preocupe, Jesus vai curá-la.

Ninguém se apresentou para se revelar à assembléia. O padre novamente proclamou a cura e chamou novamente a pessoa. A igreja continuava muda, ninguém se manifestou.

Em um dado momento, Padre Degrandis chamou a

Estelinha e lhe pediu que o acompanhasse. Ele desceu do altar da igreja e, dirigindo-se à assembléia, parou e, apontando para uma pessoa, disse:

— Estelinha esta é a pessoa que o Senhor me disse que tem o problema renal. Fale com ela e diga-lhe o recado do Senhor.

Todos ficaram totalmente maravilhados quando viram a pessoa se identificar e confirmar a profecia.

Acredito piamente no que a Estelinha me contou e também nas coisas que Deus tem feito através do Padre Degrandis, mas nunca tinha presenciado nada semelhante. Confesso que, assim como São Tomé, sempre existiu em mim um pontinho de dúvida, um questionamento interior indomável, pois não podia entender como os padres podiam fazer tais profecias.

Para comemorar as festividades de final de ano, em dezembro de 2003, convidamos vários amigos para uma celebração eucarística em nossa residência, presidida pelo Frei Jorge da Paz. A convidada de honra foi a nossa querida irmã Estelinha, que se dispôs a vir de Campinas exclusivamente para participar da celebração.

Em um dado momento, quando falávamos sobre o Padre Degrandis, ela me disse:

— Roque, meu irmão, vou lhe contar um episódio do Padre Degrandis que vai deixá-lo de boca aberta. Tenho certeza que o seu lado cético vai arrepiar, e continuou:

— Durante um dos retiros para padres nos quais acompanho o Padre Degrandis, em um certo momento, enquanto ele estava em oração particular na presença do Santíssimo Sacramento, eu o aguardava do lado de fora da capela. Um padre que estava fazendo o retiro chegou até a mim, dizendo-me que necessitava falar com urgência com o padre, pois tinha um grave problema na sua paróquia que não estava conseguindo solucionar.

Não pude atender o seu pedido, pois não iria interromper o padre no seu momento de oração, mas, mesmo assim, prometi-lhe que quando possível tentaria aproximá-lo dele.

Após terminar a oração, Padre Degrandis me chamou de um lado e pediu-me que localizasse um padre, pois o Senhor tinha algo para ele. Quem seria esse padre?, perguntei-lhe. Ele o descreveu como sendo branco, alto, meio gordo, de seus 40 anos.

Imediatamente lembrei-me do sacerdote que havia falado comigo há pouco tempo e o chamei para falar com o padre.

O sacerdote chegou, todo ansioso, e logo foi falando:

– Padre Degrandis, estou tendo um problema muito grande na minha paróquia, pois uma moça de 18 anos, que sempre foi extremamente ligada na fé, catequista, uma candura de menina, começou a apresentar um comportamento estranho, pois deixou de ir à missa e está muito rebelde. Isso tem me deixado muito confuso, pois gosto muito dela e da sua família e não consegui até agora descobrir o motivo de tal afastamento. Pensei em drogas, em más companhias, mas tudo isso comprovadamente não existe. O senhor pode me ajudar?

– Sim, meu filho, respondeu-lhe o padre.Você tem o telefone da mãe dessa moça? Ligue para ela agora, neste momento e pergunte-lhe que aconteceu no dia 10 de setembro de 1997.

O padre saiu de lá desconsolado, pois sabia que era praticamente impossível encontrar a mãe da moça em casa, pois tinha ciência do seu horário de trabalho, mas mesmo assim fez a ligação.

92

Para sua surpresa, a mãe atendeu o telefone, pois havia esquecido algo em casa e teve que voltar. O padre fez a pergunta para ela e imediatamente a mãe começou a chorar no telefone e contou:

— Padre, nesse dia, aniversário da minha filha, meu marido chegou em casa, bêbado como sempre, me deu uma surra e ameaçou-me de morte, estuprou minha filha na minha frente. Foi horrível, padre, nunca pensei que pudesse existir horror tão grande, pois ver minha filha ser molestada sexualmente pelo pai, na minha frente, foi demais. Naquele momento eu morri, padre. Fiz de tudo para esquecer e consegui, pois para mim isso nunca existiu, como é que o senhor ficou sabendo disso padre?

— Foi durante uma oração do Padre Degrandis que Deus lhe revelou esse problema e ao mesmo tempo nos deu a graça de poder resolver tudo o que está acontecendo com a Mariazinha, que como você me disse está muito estranha, muito diferente do que ela sempre era.

O padre voltou imediatamente para o local onde estava o Padre Degrandis e chorando contou-lhe tudo o que a mãe lhe tinha revelado. Padre Degrandis orou por todos e orientou o padre a conversar com a moça, assim que voltasse à sua paróquia.

Após isso, soubemos que a moça, como que acordando de um pesadelo, voltou ao que sempre foi. Certamente, ao chegar à fase de mocinha, ao despertar às emoções e sentimentos da puberdade, estes foram contaminados pelas marcas deixadas da violência sexual que teve quando criança. Isso tudo levou a uma revolta interior que desapareceu após um desabafo com a mãe e com o padre e com as orações de perdão feitas.

Voltando ao evento daquele final de semana em Mariápolis, linda comunidade dos Focolares, localizada em Vargem Grande, Grande São Paulo, após a missa do sábado, celebrada pelo Padre Joãozinho, Dr. Madre realizou tempo de oração, com a exposição do Santíssimo Sacramento, para que todos recebessem as orações de cura física necessárias.

Durante as orações, disse palavras de profecia, e entre elas, lembro-me muito bem:

– O Senhor está revelando que uma pessoa, do sexo feminino, com 30 a 35 anos, sofreu grande estresse quando adolescente, devido a um estupro. Ela nunca revelou esse assunto para ninguém até hoje e isto está lhe causando doença física. O Senhor está dizendo que hoje ela está sendo curada.

Quando esse momento de oração terminou, Philippe pediu para que as pessoas que tivessem notado alguma cura ou melhora no seu estado físico ou psíquico viessem se ajoelhar alguns instantes diante do Santíssimo Sacramento em Ação de Graças. Seria uma forma delas estarem dando seu testemunho, silencioso, mas tão precioso aos olhos dos irmãos.

Para minha surpresa, mais de 80% da assembléia se levantou! Fiquei espantado e também admirado com a quantidade de curas realizadas pelo Senhor, naquela noite.

Algumas pessoas vieram depois dar seu testemunho pessoalmente, como um rapaz da Bolívia que veio nos dizer:

– Eu sou aquele rapaz de 34 anos que o Dr. Madre falou. Sou médico estagiário aqui no Brasil e estava muito deprimido por estar longe da minha família, em um país estranho. Tenho certeza que Jesus já me curou!

– Louvado seja Deus, respondi-lhe.

Após despedir-me desse rapaz, pensei:

– É claro que aquela pessoa que o Philippe disse que tinha sido estuprada quando criança não se identificou. Jamais alguém gostaria de se expor dessa maneira.

No dia seguinte, durante a missa, percebi que Philippe conversava com Gisela algo que não consegui entender, só o vi apontando para a assembléia, nada mais. Terminada a celebração, percebi que Gisela desceu do altar e foi até uma moça, sentada na terceira ou quarta fileiras do salão, e logo após vi essa mesma moça, ao lado de Philippe, no altar, em prantos. Não entendi absolutamente nada do que estava acontecendo; fiquei quieto, desliguei-me do assunto, deixando-os a sós e saí do local.

Depois de um certo tempo perguntei a Gisela:

– Amor, de repente vejo você no meio do salão, conversando com uma moça estranha e depois a vejo chorando no altar, ao seu lado e do Philippe. O que houve?

– Aconteceu uma coisa incrível, para você inacreditável. Durante a missa, o Philippe me chamou e me disse:

– Gisela, você por acaso conhece aquela moça ali?, apontando para a assembléia.

– Não, Philippe, respondi. Por quê?

– É que o Senhor deseja dar-lhe uma Graça especial, mas ela tem uma mágoa profunda que nunca teve a coragem de revelar a ninguém.

– Você gostaria que eu a chamasse para você falar com ela, perguntei e na mais santa humildade ele me disse:

– É que pode ser que eu esteja enganado.

– E eu respondi sutilmente:

– Façamos assim, eu vou até lá e pergunto se ela tem algo no fundo do seu coração que nunca revelou a ninguém, e se ela confirmar a convidarei para vir falar com você, ok?

– Está bem, respondeu-me Philippe.

– E lá fui eu na maior cara-de-pau, disfarçando para não chamar a atenção das pessoas ao lado e ao me aproximar dela disse-lhe bem baixinho:

– Dr. Philippe disse que o Senhor tem reservado para você Graças muito especiais, mas você traz no seu coração uma mágoa profunda que nunca revelou a ninguém.

– Ela me olhou fixamente com seus olhos pequeninos e baixou-os, envergonhada, acenando um sim com a cabeça.

Eu então perguntei se ela gostaria que o Dr. Philippe rezasse por ela, o que ela aceitou prontamente me acompanhando até o palco. Para não chamar atenção, ficamos sentados atrás de um biombo e então ele começou a rezar por ela.

Ele então confirmou, agora em voz alta (eu traduzindo), que ela trazia no seu coração uma mágoa profunda nunca revelada a ninguém. Ela confirmou com a cabeça. Dr. Philippe disse que ela não precisaria revelar do que se tratava, mas ela ao ouvi-lo abriu seu coração e disse ter sido estuprada. Então ele perguntou:

– Quantos anos você tinha?

– 23 anos.

– Quantos anos você tem hoje?

– 27 anos.

Fiquei muito impressionado com o que presenciei, pois nunca tinha visto coisa semelhante. Confesso que esse episódio não saía do meu pensamento. Philippe era sério, era real, era um homem que passava o dia inteiro em oração. Aquilo era realmente verdade!

Durante uma de nossas poucas conversas nesse retiro, perguntei-lhe:

– Como você sabe definir tão precisamente a pessoa que o Senhor quer dar o recado? Como Ele a revela para você?

— As coisas vão acontecendo progressivamente, disse-me ele. No primeiro contato que tenho com uma assembléia as pessoas são reveladas para mim. Sei que algo vai acontecer para elas, só não sei de pronto o que é. Depois de muita oração é que surgem os recados e as curas do Senhor. Parece estranho, Roque, mas já me acostumei com isso, pois é um dom que recebi de Deus para prestar serviço para os outros.

— Philippe, continuei:

— Fico maravilhado com o que você me falou, principalmente vindo de um homem com uma formação científica rígida, com raciocínio lógico cético de um médico. Assemelho-me muito a você Philippe, no seu lado lógico, mas estou muito longe, no que diz respeito à sua fé. Quisera um dia poder ter um pouco só dela.

— Roque, nunca posso me esquecer que o dom que recebi do Senhor é para usar em serviço do irmão. Nunca para meu engrandecimento, sempre para servir.

Ele nem precisava falar isso, pois estava muito claro para mim que ele era um homem humilde, manso de coração e sempre pronto para servir o próximo. Ele se parecia com Jesus!

— Mas Philippe, você pode me dizer qual foi o caso que mais lhe impressionou?

— Roque, fé é algo que devemos praticar, pois quanto mais o fazemos, mais ela cresce, mais ela se fortalece. Vou lhe contar o caso que achei mais interessante:

O milagre de Ars

Em 1985 estava em Ars, a cidade do sul da França, onde morava o Santo Cura d'Ars, para uma celebração eucarística e adoração do Santíssimo Sacramento. Perto de 6 mil pessoas estavam reunidas em um lugar que mais parecia um abrigo antiatômico do que um santuário. Fazia um calor intenso, mas ninguém reclamava de nada, pois todos estavam prostrados em adoração ao Santíssimo Sacramento, na expectativa da cura, à espera de um milagre.

À minha frente podia ver algumas fileiras de doentes em cadeiras de rodas vindos dos mais longínquos lugares. Comecei a rezar pelos doentes, iniciando pela primeira fila de deficientes físicos, que estavam junto ao altar. Ao passar de um doente para outro, algo falou no meu interior: Mais tarde! No momento tem outra coisa a fazer.

Nessa hora, ao dirigir-me ao próximo doente, um rapaz para o qual nos dispusemos a orar, paro abruptamente e olho ao meu redor, pois sinto que sou obrigado a mudar meus planos: algo em mim dizia que não era ali que deveria rezar. Essa sensação desconfortante e ao mesmo tempo muito estranha já me aconteceu várias vezes, mas nunca com aquela intensidade.

Continuei olhando ao redor até que vi uma moça entrar no local em uma cadeira de rodas. Nesse momento, minha instância interior (não é uma voz, é uma sensação) diz: É ela.

Deixei os outros doentes que me aguardavam e fui imediatamente ao seu encontro dizendo-lhe:

– Como se chama?

– Chantal, ela respondeu.

– Que idade tem?

– 24 anos.

– Há quanto tempo está nessa cadeira de rodas?

– 19 anos. Fui vítima de acidente de moto que me cortou parcialmente a medula espinhal.

— Recuperou-se de alguma coisa?

— Posso mexer um pouco a perna esquerda, mas a direita está definitivamente paralisada.

Roque, você sabe, pois é médico como eu, que o prognóstico desse caso é bem definido, pois sabemos bem que essa perna jamais poderá se firmar novamente. Quanto à esquerda, as possibilidades motoras são muito limitadas.

A seguir perguntei-lhe:

— Você tem vontade de ficar curada?

Ela respondeu-me com um triste sorriso, como que sabendo da impossibilidade disso.

— É certo que você não tem a esperar por uma recuperação natural, porém acredita que Jesus pode fazer algo por você?

Ela respondeu-me apenas com um levantar de ombros, como que dizendo para mim: Será que Ele se interessa ainda por mim?

Nesse momento comecei a sentir uma vontade imensa que acontecesse o milagre, tendo a impressão que uma força estava para vir sobre mim, uma espécie de convicção sobrenatural de que Deus queria manifestar a Sua graça a Chantal, no sentido de sua cura.

— Chantal, continuei, e se Jesus quisesse verdadeiramente curá-la?

— Por que a mim? E os outros que aqui estão? Eles também precisam.

Minha convicção crescia, a despeito do entusiasmo pouco aparente de Chantal.

— Não se preocupe com os outros, disse-lhe. O Senhor irá se ocupar de todos; agora pense só em você, porque é com você que Ele está se preocupando neste momento. Oraremos com confiança.

Sem responder, ela abaixou a cabeça e fechou os olhos para melhor se concentrar na oração. Eu a inclui nessa intercessão fervorosa, sem preocupar-me com o tempo ao lado da Chantal.

Levanto a cabeça e digo-lhe:

– Você sente uma sensação especial no seu corpo?

– Verdadeiramente não, ela respondeu, com ares de quem pede: Não perca muito tempo comigo.

Fazendo uma expressão amável de cólera disse:

– Chantal, não desanime. Se Jesus quer agir, Ele pode, mas tem necessidade de sua colaboração; peça-lhe você mesma que Ele a toque e não seja medrosa.

Coloquei a mão na coluna vertebral de Chantal, próximo ao local do seu antigo traumatismo e redobramos a oração.

A partir desse momento senti que Chantal ganhou alguma esperança, pois pôs-se a participar mais concretamente dessa intercessão.

– Você não sente nada?

– Como uma corrente elétrica fraca na parte inferior da coluna e nas pernas... sinal que julgo encorajador, respondeu-me.

– Procure movimentar um pouco a perna direita.

Com o rosto contraído, disse-me:

– Não consigo.

Apesar de tudo isso, a minha convicção e certeza da cura aumentava mais ainda, pois tinha a impressão que faltava apenas um passo para acabar o processo de melhora física. Mas o que faltava? Pressentia que haveria a cura, mas ao mesmo tempo tinha receio de admitir isso, tamanha a gravidade do assunto.

– Continuemos a orar, disse com o coração perturbado.

Estava envergonhado, pois tudo estava acontecendo para

mim como se Deus estivesse me convidando para um ato de fé, ao qual me fazia de surdo.

Minha resistência cedeu finalmente, forcei a garganta para balbuciar a Chantal:

– Aprenderemos as coisas pela fé! Coloque-se em pé, vamos ajudá-la.

Depois de um momento de hesitação, Chantal apoiou-se em Efraim, um irmão, companheiro de oração, e em mim. Ela estava tão fraca das pernas ressequidas por causa da atrofia dos músculos unida a uma velha paralisia de cinco anos, que teve de sentar-se. Eu percebia que era preciso encorajá-la, exortá-la a ter confiança, movimentando a perna, ajudá-la a vencer o medo. Ela deu um passo, com cuidado, sempre apoiada, depois um outro e um terceiro.

Animando-me, como ela própria se animava, retirei-lhe o apoio de meu braço. Ela ficou em pé, sozinha, coisa que alguns minutos antes e desde os 5 anos lhe era impossível.

Vendo-se sem segurança e como abandonada a si própria, teve medo e vacilou. De novo tomei a iniciativa de estimular sua coragem, com carinho, mas com firmeza insistente. Ela se levantou e começou a andar sozinha, com muito esforço no início mas com segurança crescente, porque uma força sobrenatural a sustentava.

Um pouco atrás eu a acompanhava, com os braços abertos para segurá-la, se por acaso caísse, porém isso não foi necessário, pois ela andou em volta do altar, algumas dezenas de metros, com muitas palmas... Não se tratava de um *show*, mas da ação de graças de todo um povo que podia contemplar com os próprios olhos as obras admiráveis de Deus.

– Philippe, retomei a conversa, é impressionante essa história que nos ensina que o nosso Deus é o Senhor do

Impossível. Ela nos mostra que a nossa participação é importante na cura que às vezes não ocorre porque o próprio doente não quer ou tem medo de se curar.

Pode parecer estranho alguma pessoa não querer se curar ou ter medo disso, mas isso acontece com muita freqüência. De um lado parece que a pessoa se acostuma a ser doente e que não se vê sem a doença. A doença pode, em certas circunstâncias, servir de motivo para maior atenção para as pessoas.

Tenho observado esse fato no meu consultório médico, principalmente em pessoas de idade que, consciente ou inconscientemente, simulam doenças para receberem o que mais precisam: amor, atenção e carinho. Por mais paradoxal que seja, a cura para esses pacientes não é favorável.

Muitos têm medo de se curar, ou por receio de falha terapêutica ou mesmo das orações, ou ainda por estarem tão acostumados com a sua situação que sentem receio enorme em mudá-la.

Uma vez atendi um rapaz de 25 anos, que tinha se submetido a uma cirurgia de estômago para tratamento da obesidade mórbida. Emagreceu mais de 40 quilos e conseguiu chegar ao peso ideal. Procurou-me por estar sentindo dores no peito e palpitações que vi que não eram de origem cardíaca. Ao conversar mais profundamente com ele percebi a sua angústia: tinha perdido totalmente a sua identidade após a cirurgia, pois sempre se viu gordo, estava acostumado com sua aparência. Após emagrecer sentiu-se despersonalizado, daí vieram a ansiedade e depressão e todos os sintomas psicossomáticos que acompanham essas doenças e que já descrevi detalhadamente no meu livro *Depressão: onde está Deus?*

Estava desesperado para desfazer a cirurgia, para poder engordar novamente. Isso era impossível pois tinha sofrido uma cirurgia definitiva, onde o cirurgião ressecou parte do seu estômago.

Que fique aqui um aviso para aqueles que pensam em fazer esse tipo de cirurgia. O aconselhamento psicológico é extremamente importante antes do procedimento e somente após ele é que se deve fazer a cirurgia.

Depois dessas reflexões, voltemos ao que aconteceu naquele retiro de fim de semana em Mariápolis, São Paulo, onde estavam reunidos profissionais da saúde da Renovação Carismática Católica.

Voltando de Mariápolis, no meio do trânsito intenso da Raposo Tavares no domingo à tarde, perguntei a Philippe qual outro caso que para ele havia sido marcante.

Philippe me disse que tinha um caso muito interessante que ele teve a graça de presenciar.

– Estava fazendo uma pregação em uma cidade, perto de Toulouse, para umas 3 a 4 mil pessoas. Durante a oração senti que o Senhor estava me dizendo algo muito estranho, mas mesmo assim transmiti à assembléia o que Ele queria falar:

"O Senhor está revelando que existe uma pessoa aqui neste local que veio aqui com um simples objetivo: roubar as pessoas. E já fez isso, roubou uma carteira de um fiel e a colocou no bolso, que além da carteira tem uma pequena quantidade de drogas".

Você imagine, Roque, que loucura, dizer aquilo para a assembléia, mas nem pestanejei em transmitir a palavra do Senhor, pois Ele já tinha me provado muito a Sua Graça e já havia sido por muitas vezes instrumento da Sua Misericórdia.

De repente vejo um homem sair da assembléia e se dirigir para o altar, segurando na mão uma carteira que em prantos me entregou. Após isso confessou-se e recebeu a eucaristia. Ele se converteu naquele momento. Voltou à sua vida normal totalmente diferente, de modo que todos os seus companheiros de crime estranharam muito o seu comportamento. Ficando impossível conviver com sua gangue, tentou se desligar dela, fato que não foi bem recebido pelos seus antigos companheiros de crime, que, em uma briga, o esfaquearam gravemente.

Foi internado rapidamente em um serviço de emergência da sua cidade, mas, enquanto aguardava a entrada na sala de cirurgia, deu o seu testemunho para todos que chegavam a ele, contando como havia se encontrado com Deus.

Morreu durante o ato cirúrgico, mas deixou um grande legado: todos os funcionários do hospital que ouviram o seu testemunho se converteram.

– Philippe, esse caso vem mostrar o motivo por que Deus deixa acontecer as doenças. Deus permitiu tudo aquilo para que ele fosse o instrumento da sua graça.

Um testemunho de fé

Sempre que posso, aceito convites para palestras em grupos de oração, para tentar passar um pouco de esperança às pessoas ao mostrar que a fé modifica a evolução das doenças e também para que acreditem que o nosso Deus é o Deus do Impossível, é o Deus dos Milagres. Em quase todas as palestras dou o testemunho de minha conversão, sempre junto com a Gisela, personagem importante nesse processo.

Nesses momentos gosto sempre de ressaltar que Deus não é responsável pelas doenças, embora muitas pessoas ainda estejam convencidas de que Ele nos quer doentes e aflitos. Em nenhum momento, Jesus falou para as pessoas ficarem doentes para cumprir a vontade do Pai. Em nenhum momento, nos Evangelhos, vemos Jesus pedindo para as pessoas permanecerem doentes, ao contrário, vemos Jesus fazendo milagres, curando as pessoas.

O conceito de um Deus punitivo teve início na Idade Média, quando muitos acreditavam que os nossos erros eram repreendidos por Deus com doenças e desgraças.

Nessa época, muitos sacerdotes e teólogos admitiam ser o espírito prisioneiro do corpo, de modo que tudo o que levasse ao sofrimento seria valorizado. Recuperar a saúde, por sua vez, seria a perda de uma oportunidade de sofrimento.

Infelizmente, esse conceito perdurou por muitos anos, não se dando real importância ao corpo, como sendo o templo do Espírito Santo ou, ainda, como dom de Deus. Nessas circunstâncias, a cura seria arma contrária às aspirações de salvação.

Com o ressurgir dos ideais cristãos da Igreja primitiva, que enfatizavam os dons carismáticos recebidos por Deus, caíram por terra todas as idéias estóicas aceitas.

Deus não nos quer doentes, e a cura é parte do processo da salvação.

Mas, então, por que Deus permite a doença? Essa pergunta é muito freqüente durante a prática médica diária, mas, a bem da verdade, Ele não causa as doenças, pois na criação do homem, Ele nos fez a Sua imagem e semelhança, de modo que nos criou absolutamente perfeitos, isto é, livres de quaisquer enfermidades.

Sob o ponto de vista filosófico e teológico, as doenças surgiram em decorrência da perda da imunidade divina do primeiro casal, como conseqüência do primeiro pecado. A partir do momento em que o pecado entrou no mundo como resultado da desobediência a Deus, o homem ficou suscetível a todos os tipos de doenças e, conseqüentemente, à morte.

Porque és pó, e em pó irás te tornar (Gênesis 3, 19).

Embora Deus não seja responsável pelas doenças, Ele nos cura de várias maneiras: independentemente da nossa vontade, como o faz, por meio dos milagres, utilizando-se de mecanismos que existem dentro de nós mesmos, pelo carisma da fé ou por meio dos médicos e dos medicamentos.

Gosto sempre de deixar bem claro, nas minhas palestras, que Deus pode usar, como instrumento de Sua Graça, tanto o médico como os medicamentos, de forma que é ab-

106

solutamente errado deixar de procurar o médico ou suspender o tratamento medicamentoso por conta de uma possível cura divina.

Um domingo, à tarde, fomos para uma região de São Paulo, um pouco distante do local onde moramos, para participar de um grupo de oração da RCC, onde fui convidado para proferir uma palestra e depois fazer um momento de oração. Ao chegarmos, já percebi o quão ungido era o grupo, tamanho era o fervor dos participantes nos cânticos de louvor ao Senhor.

Durante a pregação percebi que minha primeira impressão estava correta, pois a platéia esteve muito atenta às minhas palavras, fazendo muitas perguntas a respeito do assunto em questão. Foram momentos muito gratificantes para mim, pois senti-me com a missão cumprida, ou seja, tinha sido real instrumento do Senhor, na evangelização das pessoas. Ao final da palestra, como de costume, fui a um local reservado da igreja para uma sessão de autógrafos dos meus livros. Nesse momento, uma senhora veio em minha direção, em prantos, dizendo-me:

– Doutor, por favor, quero que o senhor peça perdão a Maricy Trussardi, por mim, pois fiz um julgamento errado dela.

Levei um susto quando vi aquela senhora chorando e, sem entender o que estava se passando, disse-lhe:

– Pois não, minha senhora, dou o seu recado a Maricy.

Chamei Gisela, que estava um pouco afastada de mim, para que junto comigo ouvisse tudo o que aquela senhora queria me relatar. E ela continuou, entre lágrimas, a me falar:

–Doutor Roque, sempre julguei que a Maricy Trussardi fosse uma católica de aparências, pois todas as vezes que a via nas colunas sociais dos jornais e nas revistas falando de Deus e principalmente de Nossa Senhora, nunca achava que o seu comportamento cristão fosse verdadeiro. Tinha certeza que ela era igual a quase todas as pessoas que adoram aparecer nesse tipo de mídia, ou seja, totalmente vazias e com uma vida fútil, sem sentido, sem objetivos na vida e principalmente sem Deus.

– Durante a sua pregação, ao contar o seu testemunho de vida e a descrever sua conversão, o senhor elogiou muito a Maricy Trussardi, dizendo ser ela um exemplo de cristão, um modelo a ser seguido por todos nós, sendo ela um testemunho vivo da nossa fé. O senhor também nos contou que foi através dela que sua esposa se converteu e que logo depois veio a sua vez. Estou muito triste por ter feito esse julgamento. Esqueci o que Jesus disse aos fariseus quando estavam para apedrejar a mulher adúltera.

Doutor, pelo amor de Deus, quero que o senhor peça perdão a Maricy por mim, pelo julgamento que fiz dela.

– Claro que sim, disse-lhe, falarei com a Maricy assim que a vir. Pode ter certeza que ela vai lhe perdoar, pois a conheço muito bem . Ela é uma mulher de Deus.

Realmente, caro(a) leitor(a), Maricy é uma mulher de Deus, uma pessoa de muita fé que, convivendo em meios sociais diferenciados economicamente, leva as palavras do evangelho a essa classe social, extremamente carente dos ensinamentos do Senhor.

Em um fim de semana que tivemos que ficar em São Paulo porque tinha pacientes internados que necessitavam da minha presença, enquanto descansávamos naquelas famosas repousadas após almoço, o telefone tocou. Era uma amiga da Gisela avisando que Maria Pia, uma das filhas da

Maricy Trussardi, estava internada na UTI do Hospital Albert Einstein, com quadro clínico grave e com grande risco de vida. Pedia que rezássemos por ela.

Imediatamente fomos ao hospital para confortar a família. Lá fiquei sabendo que Pia tinha sido internada para ser submetida a uma cirurgia para retirada de uma "pedra nos rins" por bombardeamento. Embora esse procedimento seja comum e sem grandes riscos, quando Pia estava sendo submetida a esse tipo de tratamento, ocorreram sérias complicações que a levaram a apresentar parada cardíaca e parada respiratória. Ela teve que ser internada na UTI em péssimas condições clínicas e imediatamente ligada a respiradores artificiais.

Ficou na UTI por vários dias, em coma profundo, respirando por meio de aparelhos e apresentando quadro infeccioso generalizado de difícil resposta aos antibióticos mais potentes. Era um caso grave, de prognóstico indefinido, mas não muito diferente de outros que já tinha visto em minha vida profissional. A situação era complicada e havia perigo da Pia morrer.

Ao chegar ao hospital, tivemos a oportunidade de participar de uma missa que estava sendo celebrada em espaço reservado. Padre Alejandro dos Legionários de Cristo, amigo da família e depois nosso, durante a homilia pedia a todos que rezassem pela saúde de Pia. Toda a família estava presente e orando pelo restabelecimento da irmã.

Todos os dias que íamos ao hospital para visitá-la, na sala de visitas da UTI, estava sempre reunida toda a família Trussardi, de terço na mão e pedindo a Nossa Senhora que intercedesse junto a Jesus para a cura de Pia. Era muito emocionante ver toda a família reunida orando.

O fato que mais chamou a minha atenção desde o primeiro momento que cheguei ao hospital foi a tranqüilidade da Maricy. Estava evidentemente preocupada com toda aquela situação, pedia-nos, a todo instante, que rezássemos pela filha, mas em nenhum momento a senti desesperada. Sempre via no semblante da Maricy uma tranqüilidade impressionante, ela nos passava a certeza da cura da filha, tamanha a fé em Nossa Senhora da Imaculada Conceição e em Jesus.

Vários dias se passaram e o clima continuava o mesmo: Maricy e toda a sua família rezando com o terço na mão e com muita fé em Deus. Em todos momentos que partilhávamos dessas orações com eles, sentia a união da família. Podia perceber que todas estavam ali reunidas com uma única finalidade: rezar pela cura da irmã, deixando todas possíveis diferenças de lado, mesmo quando Gisela, uma das filhas e xará da minha mulher, reclamou da lentidão com que as irmãs rezavam o terço, naquele momento puxado pela Clara.

Em um desses dias, Maricy me pediu para entrar na UTI para saber notícias da filha. Ao vê-la percebi quão grave era o seu estado, pois o quadro infeccioso estava difícil de ser debelado, respirava por meio de aparelhos. A situação era realmente muito grave. Fiquei ao seu lado por instantes, rezando e pedindo a Deus a sua cura. Embora sabendo que estava em coma profundo, chamei-a pelo nome dizendo-lhe algumas palavras de conforto.

Saí de lá muito preocupado e mesmo sabendo que a juventude de Pia poderia ser fator positivo na sua recuperação, as complicações que surgiram devido ao quadro infeccioso generalizado faziam-me pensar que o pior poderia acontecer.

Em nenhum momento deixei transparecer à família essa minha preocupação, pois, não sendo o responsável médico pelo caso, não poderia opinar com propriedade, embora o colega que a assistia já tivesse avisado do risco existente.

Foi impressionante o testemunho de fé e de perseverança de todos os familiares ali presentes, testemunho que contaminava a todos os que se deslocavam até o hospital para compartilhar com a família tão tristes momentos. Nas missas diárias celebradas sentíamos que o Espírito Santo realmente estava ali com Maricy e todos os seus; era apenas uma questão de tempo. E Maricy sabia disso, pois tinha certeza da melhora da filha.

E as orações começaram a surtir efeito, Pia começou a melhorar. O Espírito Santo de Deus iluminou toda a equipe médica que assistia a Pia, a terapêutica empregada começou a dar certo.

Não quero entrar nos detalhes médicos do caso, reconhecidamente grave, mas, graças à competência médica e de toda a equipe da UTI do hospital, Pia recobrou a consciência, começou a respirar livre de aparelhos e um dia chamou-me.

Entrei no quarto da UTI, que tinha uma imagem de Nossa Senhora da Imaculada Conceição e uma capelinha de Nossa Senhora de Guadalupe colocadas no parapeito da janela. Pia estava consciente, respirando normalmente, mas ainda com muita dificuldade para falar. Não insisti em conversar com ela, mas entendi que ela queria falar com a mãe. Fiquei ao seu lado uns instantes e já comecei a louvar e agradecer a Deus a sua recuperação.

Ao sair da UTI procurei pela Maricy para falar-lhe do estado da filha, mas estranhei pois não a encontrei na sala de espera. Perguntei a uma das filhas pela mãe e ela me disse que Maricy tinha ido ao cabeleireiro.

Confesso que fiquei muito assustado com aquela resposta. Tudo bem, disse para mim mesmo:

"Sei que Maricy é uma mulher muito vaidosa, que gosta de andar muito bem arrumada, pois é uma verdadeira senhora da alta sociedade paulista, mas ir ao cabeleireiro nesta altura do campeonato é demais, não?"

Minha voz interior imediatamente me corrigiu e disse-me:

"Acho que as filhas a forçaram a fazer isso, pois, como sabem que ela gosta muito da Teresinha, sua cabeleireira (e cá entre nós, minha e da Gisela), quem sabe uma voltinha no salão não ajudaria a tirar as tensões?

Descemos para a lanchonete do hospital e, a convite do Doutor Romeu, almoçamos com a Glória, Clara, Cristiana, Gisela, Paula, Ricci e com Tomás e Luiz.

Durante esse almoço tive a oportunidade de conversar um pouco mais com o Tomás, genro de Maricy, casado com a Clara.

Tomás tem um testemunho de vida que eu não poderia deixar de contar para você caríssimo(a) amigo(a), pois vem muito ao encontro do título do capítulo deste livro: a sua vida é um real testemunho de fé.

Desde sua adolescência sempre foi apaixonado pelo hipismo, tendo se destacado muito nesse esporte, recebendo inúmeros prêmios pelos campeonatos e torneios que ganhou. Casou-se com Clara e foram morar no Rio de Janeiro, onde vivem até hoje, com seus dois filhos.

Durante uma de suas sessões de montaria, há alguns anos atrás, sofreu uma queda acidental do cavalo, tendo como resultado uma lesão da medula espinhal, que o deixou dependente de uma cadeira de rodas.

Passou por momentos difíceis, como conta em suas emocionantes palestras, mas conseguiu superá-los graças à fé em Deus e em Nossa Senhora, fé essa sempre cultivada e regada pela perseverança de Clara e de toda a família, que, assim como no episódio da Pia, sempre esteve reunida e orando pela misericórdia divina, pedindo a cura do Senhor.

Um dos momentos que mais me tocou, durante uma das palestras do Tomás que tive a graça de assistir, foi quando ele disse:

– Tinha pernas mas era paralítico e não sabia. Hoje sei que estou paralítico, mas também tenho a certeza que sou livre pois caminho com as pernas do Senhor.

O depoimento do Tomás é um exemplo para nós cristãos, que às vezes não entendemos o motivo do Senhor permitir que situações desagradáveis aconteçam na vida das pessoas.

Tomás tinha antecedentes familiares muito importantes de depressão, tinha histórias de suicídios na família. Durante a sua convalescença passou por períodos difíceis com fases depressivas graves, mas, a partir do momento que encontrou Jesus, por meio de Nossa Senhora e também pela perseverança da Clara e de toda a família, pôde, à luz do Espírito Santo, achar seu novo caminho, livre, aberto e sem intempéries, pois caminha agora com as pernas de Deus. Tenho absoluta certeza que esse acidente, ao ser o grande responsável pela sua conversão, o afastou definitivamente da depressão e do fantasma do suicídio que sempre rondou a sua família.

Voltando ao caso da Pia, estando no saguão do hospital, após terminado o almoço, aparece Maricy, regressando do salão da Teresinha toda arrumada.

– Maricy, disse-lhe, estive com a Pia. Ela está muito bem e gostaria que você fosse vê-la.

– Agora posso vê-la, filho, disse-me. Estou em ordem, fui até o salão da Teresinha para arrumar o meu cabelo. Quase sempre faço isso, meu filho, desde o primeiro dia que a Pia foi internada, pois tinha que sempre estar bonita e pronta para que minha filha me visse quando saísse do coma. Isso aconteceu, com as graças de Deus e de Nossa Senhora.

Nesse momento entendi o recado. Maricy ia realmente quase sempre ao cabeleireiro, não com objetivo de se manter bonita e arrumada para receber visitas, muito menos para se distrair no salão da Teresinha, mas, sim, como tinha certeza que Nossa Senhora e Jesus Cristo atenderiam às suas preces, queria realmente estar bonita para os olhos de Pia. E isto aconteceu, e lá foi Maricy ao encontro da sua filha, totalmente recuperada e salva.

Agradeço a Deus a chance que Ele me deu de poder ter conhecido essa família, pois Maricy é realmente um exemplo perfeito de fé, de esperança e de certeza da bondade e misericórdia de Deus.

No dia 3 de junho de 2004 fomos à missa de bodas de ouro do casal Trussardi, na Igreja Nossa Senhora do Brasil, celebração presidida por Dom Fernando Figueiredo, e co-celebrada por vários padres, entre eles, nossos queridos Frei Jorge da Paz e Padre Alejandro.

A cerimônia foi lindíssima, desde a entrada do casal sob uma chuva de pétalas, até as canções entoadas pela cantora Joana. Personalidades ilustres da sociedade paulistana ali estavam abrilhantando toda a igreja, mas o fator marcante continuava exatamente o mesmo que vi naqueles dias de convívio no ambiente hospitalar: a fé em Deus e o amor a Nossa Senhora.

Desde a leitura do Eclesiástico 26, quando Romeu enalteceu as qualidades da esposa, até o discurso da Glória que, emocionada, agradeceu a Deus o maior presente que recebeu: pais como Maricy e Romeu, tudo era festa, tudo era louvor a Deus por pessoas tão abençoadas. Pais que ensinaram a todos eles que sempre Deus deveria vir em primeiro lugar em suas existências, independentemente dos momentos da vida, tristes ou alegres. Lembrou a todos do episódio vivido pela Pia e pelo cunhado Tomás, momentos sempre superados pelo amor a Deus sobre todas as coisas e em todas as circunstâncias. Glória rogou a Deus que todos os descendentes da família Trussardi pudessem transmitir às gerações seguintes esses ensinamentos recebidos de sua mãe e de seu pai.

Dom Fernando, bispo de Santo Amaro e figura muito querida por nós, terminou a celebração contando um pouco sobre o tempo que conhece e convive com a família. Dizia ele:

– Problemas existiram nessa família, como em todas as outras, mas a presença de Deus e o amor a Virgem Santíssima, neste local representada por Nossa Senhora Aparecida, deram o conforto e a força para superarem todas as tribulações.

Quero deixar registrado, finalizava Dom Fernando, esse modelo de cristianismo que é esta família. A família Trussardi não é só um exemplo de família bem-sucedida e unida, mas esta família é um *testemunho de fé*.

Obrigado Maricy Trussardi por ter sido o grande instrumento da minha conversão, pois, através das suas mãos, minha querida e amada esposa Gisela encontrou Jesus. Esse Jesus maravilhoso e adorado que pude conhecer através das mãos da minha mulher. Termino este capítulo lembrando-me do Evangelho da missa de bodas de ouro do casal Trussardi. Em João, capítulo 2, 12, durante as bodas de Caná, Maria disse aos serventes que estavam preocupados pela falta do vinho:

Fazei o que Ele vos disser.

Tudo começou pelas mãos de uma mulher. Amém!

A japonesa que ouviu o coração de Deus

Misa estava passeando pela avenida do Cursino, em São Paulo, tranqüila, olhando um pouco para as raras vitrines existentes, quando um moço moreno a abordou na calçada para perguntar-lhe sobre uma das ruas do bairro. Imediatamente ela orientou o rapaz, que agradecendo saiu em direção ao rumo indicado.

Ela jamais poderia imaginar que minutos após ter orientado esse rapaz, enquanto esperava o semáforo de pedestres ficar verde, ele, acompanhado de um colega, em uma moto, parou à sua frente e, apontando-lhe uma arma, tomou-lhe a bolsa, saindo em disparada pelas ruas do bairro.

Misa, assustada, não teve muito o que fazer, pois não havia nenhum policial por perto que a pudesse socorrer. Apenas olhou ao redor, e viu olhares apavorados de populares, que compartilhavam seu desespero. Ninguém pôde fazer nada, somente agradecer a Deus por terem só roubado a bolsa, sem nenhuma agressão física. Voltou para casa levando consigo a revolta contra a falta de segurança da nossa cidade, além do trauma de ter sido ameaçada de morte com um revólver apontado para sua cabeça.

Infelizmente, esse episódio não tem nada de especial, pois a falta de segurança da nossa cidade é algo corriqueiro e banal, episódios bem mais graves do que o que aconteceu a

117

Misa são abundantemente divulgados pela imprensa falada, escrita e televisada. Nas raias do desespero e do conformismo podemos até ouvir falar:

– Graças a Deus que só foi isso. Só levaram a sua bolsa. Deixaram a sua vida.

É impressionante como nos conformamos com situações desse tipo, ao imaginar que o mal poderia ter sido maior. É realmente impressionante a capacidade que o ser humano tem em se defender das situações desagradáveis. Tudo isso faz parte da perfeição que Deus nos imputou, ao criar o corpo humano, à Sua imagem e semelhança.

Somente pela graça de Deus é que podemos viver numa cidade como São Paulo: a insegurança das ruas é tão grande que, por medo de violências, deixarmos por muitas vezes de praticar atitudes humanitárias e até mesmo a caridade cristã.

Como posso atender uma pessoa que cai à minha frente na rua, sem saber se não vou ser assaltado? Como posso auxiliar alguém que me pede ajuda na rua sem ter a certeza de que não vou ser agredido?

Sim, caro(a) leitor(a), vivemos numa selva de pedra, que faz o nosso coração se tornar também duro e árido como uma rocha.

Mas aí me pergunto: e os meus princípios cristãos de amor, caridade? Onde ficam eles? Somente na teoria ou nos discursos? Ou como aqueles que pregam um cristianismo *light*, que só vale aquilo que me interessa e não me faz sair da minha rotina?

Sinceramente não sei dar essa resposta, pois embora me compadeça com muitas situações, não tomo as devidas atitudes que deveria. Evidentemente que em situações onde há risco de morte não consigo nem discutir poréns, pois o impulso de atender é bem maior do que qualquer pensamento mais racional. Isso já aconteceu comigo algumas vezes e graças a Deus pude nessas ocasiões ser realmente cristão.

Não sei se todos já sabem, caros leitores, gosto muito de andar de moto, pois, além de ser um veículo de fácil acesso no trânsito de São Paulo, propicia um bem-estar danado. Sou tão aficionado que, junto com alguns amigos, temos uma turma de motociclistas, que em alguns fins de semana se reúne e passeia pelas estradas, usando todos os apetrechos que um bom proprietário de uma Harley-Davidson deve usar. Mas uma coisa é básica: onde estivermos nunca deixamos de ir à missa de domingo.

É muito gozado quando entramos na igreja para as missas, pois todos até se assustam quando vêem aquele grupo de motoqueiros se dirigir para a fila de comunhão. Mas nenhum de nós se abala com isso, principalmente o Celsinho (o Lindinho, como carinhosamente o chamamos) e a Dani, que sempre fervorosos estão sempre presentes às celebrações.

Gisela sempre vai na garupa, com o terço na mão, rezando por todos os participantes do passeio e para que tudo corra bem, gerando uma curiosidade dentro do grupo. Esse comportamento vai, aos poucos, motivando o pessoal, de modo a algumas pessoas a procurarem para conversar sobre religião.

Padre Alejandro, missionário dos Legionários de Cristo, acha que, além do aspecto evangelizador da Gisela, ela vai rezando o terço na minha garupa, por receio das habilidades do motoqueiro em questão. Pode?

Estou contando tudo isso apenas para dizer que em uma manhã que me dirigia ao hospital ocorreu um acidente com um motoqueiro, bem à minha frente. Independentemente de qualquer tipo questionamento racional, imediatamente estacionei a minha moto e junto com vários motobóis pude dar o primeiro atendimento aos acidentados. Naquele momento percebi como a solidariedade humana e o amor cristão estão enraizados no ser humano, pois a quantidade de motoqueiros que parava era tão grande que congestionou totalmente a Avenida Rebouças. Caro(a) leitor(a), como é bom sentir-se servindo ao próximo, pois nesse momento parece que estamos mais perto de Deus.

Outro dia, durante momentos de meditação, comecei a questionar se os nossos governantes teriam idéia da responsabilidade que têm, no plano espiritual, quando lidam com os seus cargos. Seguramente muitos deles não a têm, pois senão não estariam envolvidos em tantos casos de corrupção e desvios de dinheiro público, verbas que deveriam ser investidas na melhoria da qualidade de vida das pessoas, na saúde física e mental do nosso povo.

Imagine, caro(a) leitor(a), uma comissão recebida, um percentual cobrado a mais em um orçamento público para um repasse desonesto posterior, podem representar o dinheiro que faltou para a compra de um medicamento, ou mesmo para pagar um exame ou para remunerar melhor os profissionais de saúde deste país, que recebem salários aviltantes pelo exercício de profissão tão sacerdotal.

Tenha certeza de que a maioria dos nossos dirigentes não imagina a sua responsabilidade social, ou seja, acreditam que a impunidade que conseguem, livrando-os das penalidades por suas falcatruas, seja também extensiva ao plano espiritual. Grande engano esse, porque os pecados sociais resultantes de corrupções, de improbidade administrativa são muito graves, pois confrontam o maior dos mandamentos da lei de Deus: o amor.

Sim, caríssimo(a), ao desfiarmos o Senhor, indo contra o seu principal mandamento, estaremos nos candidatando a um espaço bem delimitado e marcado nos domínios do encardido.

Hoje, enquanto me dirigia para o refeitório do Incor, deparei-me com um político cuja desonestidade e corrupção é notória em todo o país. Um colega do meu lado disse-me, revoltado:

— Roque, olha quem está aqui. Esse cara é um safado, ladrão, inclusive já esteve preso, algemado em público e tem a coragem de vir aqui no Incor querendo ser atendido com a distinção de um chefe de estado. Isso é um absurdo. Nosso país é assim mesmo, os caras roubam à vontade e tudo termina em "pizza". O Ratinho que está certo, quando diz que no Brasil quem vai preso é o ppp (pobre, preto e prostituta).

— Você tem razão, disse-lhe, fico muito triste em ter que concordar com isso, mas o julgamento não é nosso, pois só Deus sabe o que fazer com isso tudo.

Nesse momento lembrei-me da passagem do Evangelho, quando Jesus escrevia na areia os pecados daqueles que julgavam uma adúltera. É muito difícil aceitarmos injustiças sociais, corrupções, desonestidade, sem que um sentimento de revolta nos assole. Podemos até deixar que Deus tome conta do assunto, mas, cá entre nós, queremos que Ele o faça, desde que seja da nossa maneira. Graças a Deus, as coisas não acontecem assim e que sempre seja mantida a vontade do Senhor.

Bom, voltando à história da Misa. Ela é uma japonesa, com 70 anos de idade, muito vaidosa, de modo que, ao terem roubado a sua bolsa com os seus óculos dentro, pensou em atualizar a armação dos mesmos, que há anos não trocava, marcando consulta com um oftalmologista.

O primeiro médico que a viu logo lhe disse que era portadora de catarata e indicou a cirurgia. Não contente com este profissional, procurou mais alguns para que dessem outras opiniões.

Após várias consultas optou por um médico que ao examiná-la também indicou-lhe a cirurgia. Para tal pediu que fizesse alguns exames pré-operatórios, entre eles uma avaliação clínico-cardiológica para a liberação da anestesia. Esse tipo de cirurgia é simples, pois é realizado com anestesia local e dá excelentes resultados, podendo os pacientes recuperarem totalmente a visão.

Um belo dia, entra no meu consultório Misa e uma amiga, uma senhora com traços nordestinos que, toda entusiasmada, vinha trazendo sua amiga para se consultar comigo. Essa sua amiga me conhecia pelos meus livros e pelas minhas aparições em alguns programas de televisão, principalmente da Rede Canção Nova, canal obrigatório na sua casa, como católica fervorosa e participante da Renovação Carismática Católica.

Desenvolvi a consulta da forma habitual, mas, percebendo que a paciente apresentava alguns sintomas, achei por bem pedir alguns exames para que a pudesse liberar para a cirurgia com mais segurança, pois era diabética e tinha pressão alta.

Dias depois, Misa voltou ao consultório trazendo os exames solicitados. Ao analisá-los vi que, além da diabetes descontrolada, eles mostravam sinais indiretos de anomalia na perfusão coronária, isto é, provavelmente ela deveria estar com as suas coronárias entupidas (vasos que nutrem o coração).

Interroguei novamente a paciente acerca dos seus sintomas, para ver se não tinha passado algo despercebido na primeira consulta. Depois de muito investigar, ela me disse sentir uma dor nas costas, quando andava mais depressa, mas que já tinha ido em um outro médico que havia feito o diagnóstico de "problema na coluna".

Vendo que os seus sintomas poderiam ser muito mais do que decorrentes de uma doença da coluna, achei por bem mandá-la fazer um cateterismo cardíaco, ou seja, um exame que se passa um catéter (pequeno tubo) em um dos vasos dos braços ou das pernas até atingir as artérias coronárias, quando se injeta um contraste à base de iodo. Esse exame ainda é um dos mais importantes para o diagnóstico da doença coronária, pois através dele podemos ver se as artérias estão obstruídas ou não.

Misa fez o exame que revelou a existência de lesões graves nas três coronárias principais do coração! A qualquer momento ela poderia ter um infarto, com grande risco de morte.

A dor, caro(a) leitor(a), em certas situações, pode ser um mecanismo de defesa do organismo que sinaliza que um órgão está sofrendo. Assim, se pessoa tem uma deficiência de circulação no coração, ao exigir dele, maior trabalho, como, por exemplo, subir uma escada, o músculo do coração sente a falta de sangue e vem a dor no peito, que obriga o indivíduo a parar. Após isso, a circulação do sangue dentro das artérias coronárias se normaliza, pois em repouso já não há tanta necessidade de sangue.

Vejam só, não é maravilhosa a obra-prima de Deus, o corpo humano? Por si só, ele dá sinais de mau funcionamento e também nos ensina como resolvê-lo, não é fantástico?

Sentir dor é algo muito relativo e também pessoal, pois existem pessoas que sentem menos dor do que outras e vice-versa, ou seja, a sensibilidade dolorosa pode variar de indivíduo a indivíduo e entre raças. Isso acontece nos diabéticos, devido à dessensibilização causada pela doença e também em orientais que por motivos étnicos e culturais são conhecidos por sentirem menos dor do que os ocidentais.

Misa, japonesa e diabética, certamente não estaria apresentando um nível de dor proporcional ao seu sofrimento coronário de modo que poderia continuar exigindo demais do seu coração por não sentir dor. Sem dúvida alguma poderia ter um infarto sem dor ou mesmo sem dor prévia.

Por achar que não sentia nada no coração, ela não via a necessidade de cirurgia com bons olhos.

Depois de muitas explicações consegui convencê-la a ser operada, pois tinha a absoluta certeza que esse procedimento seria imprescindível.

A cirurgia transcorreu na maior normalidade possível; em uma semana, Misa já estava em casa, convalescendo.

Até aqui, amigo leitor, essa história pode ser interessante, ilustrativa e até pedagógica, pois através dela pude passar alguns conhecimentos técnicos sobre a doença das coronárias que até certo ponto são de interesse do público leigo, mas isto não foi o mais importante. Vejam a sua continuação.

Um mês depois da cirurgia, sempre peço para os meus pacientes retornarem, para que possa fazer uma avaliação dos resultados do tratamento e também para orientá-los do ponto de vista de dieta e exercícios físicos.

Na data marcada Misa apareceu no consultório para essa avaliação. Estava muito bem fisicamente. A despeito de pequena complicação da ferida cirúrgica da perna de onde foi retirada a safena, seus exames estavam normais. Tudo estava bem! A cirurgia tinha dado certo.

Durante a consulta ela me agradeceu dizendo-me:

— Doutor Roque, muito obrigada por tudo o que o senhor fez por mim. Se não fosse pelo senhor eu não teria me operado pois não sentia nada.

— De nada, Misa, respondi-lhe. Mas como não sentia nada? E a dor nas costas?

— Aquela dor, para mim e para outros médicos, era da coluna. Sei agora que aquele sintoma já era sinal de que as minhas coronárias estavam obstruídas. Agora posso subir escadas, andar mais depressa que não sinto mais nada. Graças a Deus, ao senhor e ao ladrão que roubou a minha bolsa na rua, pois por causa disso é que procurei o oftalmologista, que descobriu minha catarata e que me mandou para o senhor fazer uma avaliação pré-operatória.

Nesse momento pude entender como são os caminhos do Senhor, que às vezes nos parecem ser duros e cheios de espinhos, mas sempre nos levam a um local seguro.

Imagine, caro(a) leitor(a) se Misa amaldiçoasse o menino que a roubou. Sem saber, estaria amaldiçoando a sua cura e certamente a sua salvação, pois se tivesse um infarto correria grande risco de morrer logo nos primeiros instantes.

Esse caso foi muito instrutivo para mim, pois através dele pude entender para que Deus permite que aconteçam doenças e/ou situações desagradáveis na nossa vida. Pude realmente ver que nunca devemos perguntar o porquê das coisas pois temos que ter sempre a certeza de que o Nosso Deus é o Deus do Impossível, o Deus que cuida de nós e nos ama, daí nos proteger contra todas as coisas ruins. Como Ele não pode interferir na nossa vontade, às vezes, Ele deixa acontecer alguma coisa que no momento achamos ser ruim, mas após algum tempo vamos entender a finalidade de tudo.

Esse episódio foi marcante na vida da Misa, que, embora católica, não era uma fiel muito atuante. A partir do momento que teve que enfrentar a doença buscou o Senhor. Graças a sua amiga, católica fervorosa, reencontrou-se com Deus e graças a esse reencontro pôde suportar todos os momentos da sua cirurgia e entender os motivos por que tudo aconteceu. Termino com palavras da Misa:

– Doutor, o senhor pode achar estranho, mas agradeço a Deus ter sido roubada na rua. Deus usou o ladrão como Seu instrumento para a minha cura.

Glória a Deus! Amém!

Dois corações unidos num único amor

Era domingo à noite. Acabada a missa da Capelinha, celebrada pelo Padre Alejandro dos Legionários de Cristo, fomos jantar em um restaurante japonês que habitualmente freqüentamos após a celebração eucarística. Enquanto esperávamos chegar os pedidos feitos, percebo que há uma mensagem no meu telefone celular. Ligo imediatamente para minha caixa postal e vejo que há um recado da Daisy dizendo-me que sua mãe está internada na UTI do Hospital Sírio Libanês e pedia que nos comunicássemos com ela.

Terminamos rapidamente o jantar e fomos imediatamente ao hospital, pois a Dona Jacira, mãe da Daisy e do Roberto Camasmie, era uma pessoa muito querida pela Gisela.

Ao chegar ao hospital, logo senti todo o drama. Roberto estava no *hall* escuro, sozinho, sentado em uma cadeira, com olhar parado, semblante cansado, olhos fundos. Ele nem precisou nos falar nada para entendermos toda a situação. Deixei Gisela fazendo companhia para ele e logo fui procurar a Daisy, que estava no andar da UTI.

Ao sair do elevador, dei de cara com ela, na sala de espera, sentada em um banco, cabisbaixa, olhos fundos e tristes, quando me viu, olhou-me profundamente e chorando veio me abraçar dizendo-me:

127

– Roque, ela está morrendo. Mamãe estava bem até há uma semana atrás quando começou a sentir fortes dores na barriga que a obrigou a ser internada aqui. Foi operada e não acordou mais. Está assim há alguns dias. Agora tudo está no fim. É só uma questão de horas.

Nem tive tempo de confortá-la quando abre-se a porta do elevador e chegam Gisela e Roberto. O ambiente é muito triste. Os dois irmãos estavam como figuras autômatas, catalépticas de tamanha comoção.

Daisy pediu-me que chamasse um padre, pois sabia que a mãe não duraria até o dia seguinte. Imediatamente liguei para o Padre Joaquim, nosso amigo e vigário da Igreja Nossa Senhora do Paraíso, que, como sempre, imediatamente se prontificou a ir até o hospital para dar o último sacramento a Dona Jacira. É nessas horas que vemos a importância de uma verdadeira vocação sacerdotal, pois, após um dia extremamente cansativo, ele não se furtou em atender o meu pedido, a despeito inclusive de estar muito gripado.

Quando cheguei com o padre, o inevitável já tinha ocorrido, pois Dona Jacira tinha acabado de falecer. Padre Joaquim e eu entramos na UTI para que ele ministrasse o sacramento a ela pois ainda não se tinha passado uma hora após o óbito. Dona Jacira mostrava um semblante calmo e tranqüilo, como se estivesse dormindo.

Dona Jacira era uma pessoa especial! Além de todas as qualidades de matriarca de uma tradicional família árabe de São Paulo, era excelente banqueteira, predicados que ensinava em suas famosas aulas de culinária.

Gisela era uma de suas alunas. Quando nos casamos, Dona Jacira começou a ensiná-la a fazer algumas receitas de comida árabe, sabendo das minhas origens maternas, pois minha avó era da Síria e meu avô do Líbano. Sempre achei esse gesto da Gisela muito bonito, um gesto de amor, pois ia religiosamente todas as quartas-feiras à casa da Dona Jacira para receber as instruções da renomada professora.

Sem dúvida alguma, caro(a) leitor(a) ela ficou *expert* no assunto, causando orgulho na Dona Jacira, principalmente quando faz o espetacular e incomparável quibe cru. Devo confessar também que os predicados não ficam por aí, pois muitas outras delícias da culinária árabe são freqüentemente saboreadas na nossa casa.

Conheci a Dona Jacira em um dos eventos sociais que a Daisy promovia e para os quais sempre nos convidava. Era uma senhora muito distinta, muito elegante, muito calma e tranqüila que, a despeito da sua idade, tinha uma conversa atual, nada repetitiva e muito gostosa. Lembro-me uma vez, durante um acontecimento no ateliê do Roberto, que conversamos por muito tempo, falando das coisas da vida e muito de Deus. Perguntou-me sobre o meu primeiro livro, o *Milagres que a medicina não contou*, e também dos detalhes da minha conversão.

Como foi proveitosa essa conversa. Dona Jacira era dona de sabedoria extrema, ponderava sempre tudo o que falava, era uma mulher de Deus.

Acho que mais uma duas ou três vezes tive a graça de poder conversar com ela, mas sempre sabia das suas virtudes através da Gisela que sempre me falava a seu respeito, ressaltando as suas qualidades de mãe e avó.

Dona Jacira vivia para os filhos, com o amor incondicional de mãe, totalmente retribuído por eles. Naquele dia no hospital fiquei muito comovido com tudo o que vi, pois senti a falta que Dona Jacira iria fazer para aqueles dois filhos. Senti o quanto ela era importante na vida do Roberto e da Daisy.

Daisy pediu-me para que organizássemos a missa de sétimo dia, pois o Roberto gostaria que fosse na Abadia de São Bento, no centro de São Paulo. Logo de pronto, Gisela ligou para Dom Bernardo, nosso amigo do Mosteiro que marcou a missa para o sábado pela manhã.

Ao chegar ao mosteiro fiquei extremamente emocionado. Roberto mandou fazer uma enorme coroa de flores vermelhas que encobria o altar principal da igreja. Era uma coroa de flores muito especial, pois era composta por dois grandes corações unidos em um só.

Enquanto esperávamos pelo início da missa, fiquei por muitos minutos reparando no arranjo de flores e principalmente refletindo sobre todo o ocorrido. Percebi que realmente a inspiração do Roberto em fazer um arranjo tão especial tinha sido obra do Espírito Santo que estava nos dizendo, através daquela coroa, o que entendi ser a família Camasmie: Daisy e Roberto, dois corações, unidos em um único amor: Dona Jacira.

Fora as emoções naturais surgidas durante a missa e também no momento das condolências à família, achei muito bonito o que a Helô Machado, famosa escritora e jornalista paulistana, escreveu e que a Daisy, entre lágrimas, leu, ao final da missa. Vale a pena, caro leitor, compartilhar esse momento de grande emoção:

Apesar da grande tristeza que nos envolve,
agradecemos a Deus pela alegria que Ele nos deu
todos os dias da nossa vida de tê-la como mãe.
Em todos os nossos caminhos, sempre sentimos e sentiremos
a sua presensa, a sua força de mãe, mulher, companheira e amiga.
Corajosa, inteligente, carismática, ponderada, humana,
preocupada com todos, disposta a ajudar sempre,
você foi uma verdadeira mãe de muitas outras pessoas.
Uma mulher de personalidade marcante, que soube enfrentar
as dificuldades com firmeza, seguindo sempre em frente, nos ensinando
que a vida é assim mesmo.
Pronta a ajudar as pessoas, você foi sempre doação.
Da explicação de uma receita gostosa a um comentário positivo,
você passou a vida a ensinar.
Não apenas a nós, seus filhos, que você tanto amou,
mas a quem teve o privilégio de participar da sua vida,
mesmo que por pouco tempo. Você queria sempre agradar.
Não se preocupava em ser admirada. Mas era. E é. E será.
Esta nossa homenagem, querida, é praticamente o que tentamos fazer,
o que procuramos demonstrar em todos os nossos momentos da vida
ao seu lado. Uma vida repleta de ensinamentos, carinho, amor,
compreensão, força, otimismo. Um jeito cor-de-rosa de ver e viver a vida,
com os pés no chão, claro, mas o coração nas estrelas.
Você foi, é e continuará sendo a força que nos move,
o amor que nos faz acreditar que a vida é bela, mesmo nos momentos
mais difíceis. A esperança de melhores dias não apenas para nós,
mas para todos os que passaram pela sua vida.
Temos de seguir em frente, como você nos ensinou. E seguiremos.
Guiados pelos princípios eternos. Como você. Amém.

Daisy e Roberto Camasmie
Maio de 2004.

132

O céu está em festas!
Mariana chegou!

Conhecia Paulo e Lizete apenas por encontros fortuitos do elevador do prédio. Apenas nos cumprimentávamos como vizinhos. Um certo domingo, enquanto ministrávamos a eucaristia durante uma missa na Igreja de São José, do Jardim Europa, vi na fila da comunhão o casal de vizinhos.

Gisela teve um pouco mais de contato com Lizete entre suas idas e vindas da faculdade, chegando até a convidar o casal para a missa de Natal de 2003 que realizamos em casa. Foi uma celebração ungida pois foi presidida pelo Frei Jorge da Paz, e nesse dia recebemos em casa a nossa queridíssima amiga e irmã Estelinha, que veio de Campinas exclusivamente para partilhar essa eucaristia.

Recordo-me de tê-los visto mais algumas vezes ou aguardando o elevador ou na garagem do prédio. Nosso relacionamento com o casal era simplesmente social.

Em julho de 2004, resolvi tirar uns dias de férias, para descansar um pouco e revitalizar minhas energias visto que vinha numa batida muito intensa de trabalho. Aproveitando a hospitalidade dos nossos compadres Fátima e Pedro, pensei em irmos para Angra dos Reis, local que achei ideal para terminar de escrever este livro. Sem dúvida alguma, o contato com a natureza iria me fazer muito bem, além de criar todo um cenário para minha inspiração. Não seriam muitos dias que poderia ficar em Angra, a despeito do Pedro ter deixado à minha disposição a sua lindíssima mansão e também o seu barco, pois tinha um compromisso com a Comunidade Obra de Maria, de Recife, cujo coordenador, Gilberto, estaria me esperando para que fizesse algumas palestras durante um encontro para profissionais da saúde.

No meu primeiro dia de férias, ainda em São Paulo, acordei um pouco mais tarde que o habitual, fiz minha ginástica, acompanhado pela minha *personal trainer*, a Cíntia, almoçamos e logo após fui atender alguns pacientes do meu consultório, que estavam agendados, a despeito de "teoricamente" eu estar descansando. Sabe, caros leitores e leitoras, não fico chateado quando tenho que interromper meu descanso para atender pacientes, pois sei que tenho uma missão e a desenvolvo com o maior prazer. Sempre nessas horas que sou obrigado a deixar o meu lazer para trabalhar, louvo a Deus e agradeço a Ele por estar me permitindo a desenvolver os talentos que Ele me deu.

Ao chegar em casa, Gisela, que sempre me recebe na porta com um sorriso largo e com um beijo muito amoroso, desta vez estava com a fisionomia triste e após saudar-me disse:

—Amor, aconteceu uma tragédia! Você lembra daqueles vizinhos do terceiro andar, o Paulo e a Lizete, que vieram na nossa missa de fim de ano? Eles têm uma filha, a Mariana. Ela morreu hoje aqui no prédio.

Estupefato, perguntei-lhe:

— Como, meu amor? Morreu aqui no prédio? De quê?

— Não sei dizer com detalhes. Quem sabe direito é o Ananias, o porteiro que os ajudou a levar a filha até o carro, para ir ao pronto-socorro. Foi na hora que você estava em casa, mas ninguém pensou em chamá-lo pois pensavam que você estivesse trabalhando.

– Que tragédia, meu amor, disse-lhe.

Durante o nosso jantar falamos mais sobre o assunto pois ficamos sabendo que Mariana, como ela se chamava, tinha sido submetida a uma cirurgia plástica, uma lipoaspiração, dois dias antes. Estava convalescendo em casa quando começou a sentir-se mal abruptamente, com falta de ar intensa, mal-estar, começou a suar frio. Foi atendida em um pronto-socorro vizinho já em parada cardiorrespiratória. Morreu em menos de meia hora do início dos sintomas.

Pela descrição do quadro logo percebi que tinha sido uma embolia pulmonar maciça decorrente de complicação da lipoaspiração.

Ao ligar um televisor, ao ouvir um rádio, ao ler uma revista ou um jornal, ao ver um *outdoor* na rua, quase sempre vemos propagandas sobre produtos promovendo a saúde e o bem-estar físico. A cultura do corpo é atualmente uma das maiores fatias do mercado da economia mundial. Milhões de dólares circulam nas indústrias de alimentos, de equipamentos esportivos, de roupas, ou seja, todos estão pagando muito para ter um corpo perfeito.

São extremamente louváveis as campanhas de promoção de saúde pois por meio delas é que podemos fazer a profilaxia de muitas moléstias e também por meio delas podemos aumentar a longevidade do homem que neste século, no Brasil, já atinge os 70 anos.

Acho que é uma virtude do ser humano cuidar do seu corpo pois ele é a obra-prima de Deus, mas temos que tomar cuidado de não ultrapassar as fronteiras do excesso, ou seja, não idolatrar o corpo caindo nas raias do narcisismo.

A cultura do corpo, do prazer, da luxúria, ou seja, a cultura do " eu posso", do "eu tenho", do egoísmo e do egocentrismo muitas vezes está escondida atrás dessas campanhas de promoção de saúde. Infelizmente vemos que os objetivos iniciais dessas campanhas são deturpados. É a Nova Era desvirtuando um comportamento humano sadio, como acontece com todos os pecados capitais, que descrevi no início deste livro.

O que me parece muito paradoxal é que junto com essas campanhas promotoras, junto com essa avalanche de academias surgem o uso ilegal de drogas, as "bombas", substâncias androgênicas que aumentam a massa muscular com sérios efeitos colaterais que podem levar os usuários à morte. Não dá para entender o que estão fazendo com a nossa juventude. Promovem a saúde, mas ao mesmo tempo estimulam o uso de drogas que podem levar à morte.

A lipoaspiração é um procedimento da cirurgia plástica que tem como objetivo tirar aquelas gordurinhas a mais que existem no corpo. É um procedimento até certo ponto seguro, mas pode ter complicações graves. Como em todo procedimento cirúrgico, o risco anestésico deve ser considerado e ponderado por todos aqueles que desejam ser submetidos a esse tratamento.

Como todas as cirurgias estéticas, antes do paciente resolver ser operado, ele tem que ser instruído pelo cirurgião a respeito dos efeitos benéficos do procedimento, bem como de suas intercorrências. No caso da lipoaspiração, por exemplo, além da possibilidade de infecção do local da cirurgia, existe o risco da ocorrência da embolia pulmonar.

A embolia pulmonar ocorre quando um coágulo cai dentro da circulação e ao chegar ao pulmão obstrui uma artéria, levando à morte do tecido pulmonar (necrose ou infarto pulmonar).

Embora essa doença não seja muito freqüente após as cirurgias de lipoaspiração, sua incidência deve ser considerada e falada para os pacientes.

A literatura médica revela que a embolia pulmonar pode ocorrer após uma lipoaspiração em cerca de oito pacientes em 1.000 operadas, ou seja, realmente é um número muito baixo.

Além disso é importante salientarmos que cerca de 10% dos pacientes com embolia pulmonar podem morrer na primeira hora, após feito o diagnóstico.

A filha de Lizete e Paulo, a querida Mariana, com seus 22 anos de idade, morreu em conseqüência de uma embolia pulmonar após uma lipoaspiração! Mariana ficou entre os 0,8% dos pacientes que após uma lipoaspiração desenvolvem embolia pulmonar e entre os 10% daqueles que morrem por causa dessa doença. Uma grande fatalidade!

Não pude ir ao enterro pois no mesmo horário tive que atender pacientes no consultório. No dia seguinte deveríamos finalmente ir para Angra dos Reis, coisa que não aconteceu, pois a entrada de uma enorme frente fria em São Paulo tirou-nos totalmente a vontade de viajar.

No dia seguinte ao enterro fui me encontrar com Gisela que estava no apartamento do casal atendendo a um pedido da Lizete que queria organizar a missa de sétimo dia da filha.

O clima da casa era triste. O casal estava desesperado com a perda da filha. Queriam conversar comigo para saber alguns detalhes médicos do caso da filha. Mesmo não tendo atendido a moça pude responder minuciosamente a tudo o que perguntavam. Após explicar-lhes tudo, Paulo começou a falar-me:

– Roque, nós não queríamos que a Mariana fosse operada. Fizemos de tudo. Para você ter uma idéia de que Deus estava nos dando sinais de que algo ia acontecer, essa cirurgia foi suspensa por quatro vezes. Chegamos a falar com a Mariana a esse respeito mas ela não quis nos ouvir. Algo nos dizia para não deixá-la ir para essa cirurgia, mas não adiantou, pois ela estava obscecada. No dia seguinte da cirurgia ela estava feliz parecendo que conseguiu um feito importantíssimo na sua vida: fazer uma lipoaspiração.

Você não deve se lembrar dela, continuava Paulo a me dizer. Ela não era gorda, apenas era muito gulosa e tinha tendência a engordar. Não havia necessidade da cirurgia.

Naqueles momentos a única coisa que tinha que fazer era ouvir Paulo e Lizete contarem todas as suas desventuras. Ouvimos por várias vezes os fatos que eles sem perceber repetiam.

Nesses momentos de muita dor e de muita emoção é muito importante que nós, cristãos, estejamos sempre por perto e a serviço dos nossos irmãos que passam pelo sofrimento. Não somente para consolar, mas sim para orientá-los nessa hora de total desequilíbrio emocional.

A primeira coisa que deve passar pela cabeça das pessoas é tentar entender o porquê da desgraça, o porquê que Deus deixou que tudo acontecesse. É importante nessa hora de revolta quando queremos encontrar responsáveis pelo ocorrido que tentemos entender que Deus não fez as desgraças, as tragédias, que Ele nos quer felizes, alegres e sadios. Tudo isso acontece por responsabilidade nossa.

O homem é o grande responsável pelo desequilíbrio do divino que existe na natureza e dentro de nós. Veja, por exemplo, a redução da camada de ozônio da atmofera terrestre provocando a elevação da temperatura da Terra e o aumento dos índices de câncer de pele, ou o desmatamento exagerado reduzindo a qualidade do ar respirado, ocasionando as doenças pulmonares nas grandes cidades, a alimentação errada causada pelo *fast food* levando a doenças cardíacas, ao acidente vascular cerebral. Que culpa tem o Senhor em tudo isso?

Várias são as situações em que o homem realmente é desvirtuado ou desvirtua suas funções para atender necessidades da vida, ou seja, as necessidades do mundo, esquecendo-se de que as agressões a natureza ou a si próprio nunca ficam impunes. É inexorável! Sempre sofremos as conseqüências de nossos próprios atos, ou como diz São Paulo em sua Carta aos Hebreus, capítulo 6, versículo 23:

O salário do pecado é a morte.

Nos momentos de consolo a familiares que perderam entes queridos sempre vemos pessoas que nas melhores das intenções sugerem que estes tentem encontrar as explicações para a desgraça através do espiritismo, comunicando-se com seus mortos.

Seguramente essas pessoas "bem-intencionadas" ou os familiares transtornados pela dor esquecem-se nesse momento das Palavras do Senhor do Livro do Deuteronômio, capítulo 18, do versículo 10 a 12:

Não se ache no meio de ti quem faça passar pelo fogo seu filho ou sua filha, nem que se dê a adivinhação a astrologia, aos agouros, ao feiticismo, a magia, ao espiritismo, à adivinhação ou à invocação dos mortos. Porque o Senhor, teu Deus, abomina aqueles

que se dão a essas práticas, e é por causa dessas abominações que o
Senhor, teu Deus, expulsa diante de ti essas nações.

O verdadeiro cristão não pode ser adepto do espiritismo. Se assim ele o for estará sendo paradoxal consigo mesmo, já que a grande diferença entre o que Jesus pregou e o que o espiritismo advoga é a reencarnação. Para nós cristãos só existe uma vida, conforme está escrito na Carta aos Hebreus, capítulo 9, versículo 27:

Como está determinado que os homens morram uma só vez,
e logo em seguida vem o juízo.

Achei importante enfocar esse assunto sobre o espiritismo, porque é nesse caminho que muitas pessoas são levadas quando ocorre uma perda de um ente querido. Muitas voltam de lá convictas e confortadas por terem tido algum tipo de comunicação etérea. Não tenho absolutamente nada contra os espíritas, eles são nossos irmãos também, apenas não concordo com o que a filosofia espírita preconiza. Acredito que tudo o que ocorre durante essas experiências extra-sensoriais espíritas é apenas uma manifestação do nosso próprio inconsciente ou da nossa própria vontade. Muitos acham que a grande maioria dos contatos com o mundo dos espíritos não passa de uma fraude consciente ou inconsciente dos médiuns.

Em uma das nossa viagens pela França, há alguns anos, estivemos em Martaizé, pequena aldeia da Provence, onde vive a Marielle, nossa amiga francesa. Ela nos levou à casa de uma senhora, sua conhecida, cujo marido tinha falecido há alguns anos e tinha uma história estranha, que achava que eu deveria ouvir.

Françoise era viúva há muitos anos, não tinha preocupações financeiras. Embora tivesse filhos, vivia sozinha, mas sempre recordando os momentos vividos com o marido. Para minha surpresa, ela não era uma pessoa triste, deprimida, muito pelo contrário mostrava-se forte, firme, enérgica, jamais nos passando seus quase 80 anos de vida.

Entre um *petit four* e uma taça do imprescindível vinho da região de Bordeaux, começou a contar-me que em um certo dia sentou-se na sua sala para ouvir um pouco de música, pois estava triste, sentindo muito a falta de Bernard, seu falecido marido. Colocou no seu toca-fitas um cassete e após ouvir a primeira música, antes de começar a seguinte, notou ruídos estranhos que aos poucos reconheceu como sendo a voz do seu falecido marido. Ele lhe dizia que estava bem e que a amava muito.

Não se contentando somente em contar a história, ela se levantou, pegou a fita e a colocou no toca-fitas. Enquanto a fita rodava, a senhora nos mostrava onde havia a suposta mensagem.

Evidentemente que não ouvi nada a não ser ruídos de uma fita com defeitos técnicos por baixa rotação. Tudo não passava de fruto da sua imaginação. Ela, no entanto, acreditava piamente que Bernard, no além, tinha se comunicado com ela. Esse suposto contato era para Françoise uma verdade.

Na volta para o castelo da Marielle conversamos muito a respeito do caso. Evidentemente tudo não se passava de um mecanismo de compensação que ela mesmo criou, para dar à sua vida uma razão existencial.

Quantas pessoas não criam suas próprias verdades, consciente ou inconscientemente, para explicar fatos da nossa vida. Sei que é difícil entendermos os "porquês", pois o plano de Deus é um mistério para nos. Cabe-nos apenas entender os "para quê".

Voltando à história da Mariana, enquanto estávamos no apartamento da família no dia seguinte ao seu enterro, o Paulo estava inconformado de não ter "ouvido" os sinais que Deus tinha lhe enviado para que a filha não fizesse a cirurgia.

Por quatro vezes a cirurgia foi adiada. Por doença da avó, por uma infecção urinária, por uma alteração no exame de sangue ou por problemas internos do hospital, de nada adiantou, ninguém ouviu os sinais de Deus. Na semana que antecedeu a cirurgia de Mariana toda a mídia jornalística do Brasil contava os dramáticos momentos vividos por um renomado cantor jovem que ao se submeter a uma lipoaspiração não voltou da anestesia, permanecendo em coma profundo. Mais um sinal, mais uma carícia de Deus que não foi aceita por ela, embora toda a família estivesse frontalmente contra a cirurgia.

Mariana foi irredutível aos apelos de Paulo e Lizete para não ser operada. Morreu como conseqüência de uma vaidade.

Lizete, entre soluços disse-me:

– Roque, ontem após o enterro, estava deitada e confesso a você não conseguia rezar. Nesse momento pedia a Deus que me dissesse como estava a Mariana. Queria que o Senhor me revelasse em sonhos onde estaria a minha filhinha ou que Ele me desse algum sinal, alguma coisa que eu pudesse entender que a Ma estivesse bem.

Hoje pela manhã, uma amiga da Mariana veio me trazer a carteira da minha filha que não sei por que ficou com ela. Ao dar-me a carteira falou-me:

"Tia, não sei por que fiquei com a carteira da Mariana comigo. Só percebi quando cheguei em casa. Ao ver a carteira senti uma enorme vontade de abri-la. Naquele momento, inibi aquele impulso pois seria muito errado "fuçar" nas coisas da Ma. Durante a noite, no entanto, sonhei com a Mariana e acordei com uma imensa vontade de abrir a carteira e, desculpe-me Tia, abri e encontrei este bilhete."

Ao abrir o pequeno envelope, reconheci um cartão que eu tinha mandado para a minha filha, comemorando algo que não me lembro agora, pois sempre que Mariana conseguia um feito, escrevia-lhe algo, dizia-me Lizete.

No bilhete escrevi como se fosse o meu pai, que tinha morrido há algum tempo. A Mariana e o avô eram apaixonados um pelo outro.

Veja só, continuava ela, mostrando-me um cartão. Note que ele estava sem data, nunca fiz isso, pois sempre que escrevo para alguém nunca deixo de colocar data.

Ao ler o bilhete entendi todo o recado que Deus estava dando para o casal. Não consegui conter minhas palavras e, cortando a fala da Gisela, fui dizendo:

— Lizete e Paulo, embora vocês estejam muito tristes com a fatalidade acontecida, vocês deveriam estar também contentes. Não se preocupem com a Mariana. Seguramente ela está junto de Deus e de Nossa Senhora, pois o Senhor gosta muito de vocês. Ele, na sua omnisciência, sabia o que ia acontecer, mas, por outro lado, não podia interferir, pois se assim o fizesse estaria indo contra um dos princípios da criação: o nosso livre-arbítrio. Imaginem a compaixão de Deus com vocês, sabendo que Mariana iria morrer pela cirurgia, tentou avisá-la e a vocês por várias vezes para evitar o ato. Assim como Ele não pôde fazer que Mariana desistisse da cirurgia, por respeitar o livre-arbítrio que Ele mesmo nos deu, vocês também não puderam fazê-lo.

A bondade de Deus para vocês é tão grande que Ele inspirou a amiga da Mariana para encontrar esse bilhete que na verdade foi escrito há algum tempo atrás, sem data, para ser entregue para vocês no dia de hoje, o primeiro dia que Mariana está no convívio do Senhor.

O bilhete era assim:

Minha gata
Aqui no céu hoje é dia de festa!!! É o dia da minha gata!!!
Estou muito feliz de ter uma gata tão especial!
Continuo todos os dias ao seu lado...
Te amo mais do que tudo

Vovô Newton

O bom coração de Eduardo

Saí do consultório quase oito horas da noite. Tinha atendido muitos doentes, mas graças a Deus estava voltando para casa, para curtir um final de sexta-feira e preparar-me para o descanso merecido do final de semana.

Enquanto no CD do carro ouvia a pregação do Padre Leo, da Comunidade Bethânia, o meu telefone celular tocou. Era a Maria, uma paciente minha, afoita e nervosa ao telefone, pedindo-me que fosse ver o seu marido, Eduardo, que estava sendo atendido em um pronto-socorro. Estava desesperada, pois o médico que o atendia disse-lhe que removesse seu marido de lá, pois o hospital não tinha recursos necessários para tratar a sua doença. Era uma situação gravíssima e de grande risco.

Do carro mesmo, liguei para o hospital e após conversar com o médico de plantão senti todo o drama e a complexidade do caso. Eduardo estava com aneurisma dissecante de aorta, doença extremamente grave e de alta mortalidade que se não fizéssemos imediatamente algum procedimento ele poderia morrer, ou seja, a sua artéria aorta (grande artéria que sai do coração levando sangue arterial para todo o corpo) estava se dilatando e poderia se romper a qualquer momento.

Conversei com Maria e optamos por transferi-lo para

um hospital da região dos Jardins visto que no Incor não havia possibilidade imediata de vaga em UTI.

Enquanto Maria organizava a transferência do marido, resolvi continuar meu caminho, dirigindo-me para casa, a fim de jantar e me refazer um pouco, pois teria que continuar minha jornada, que já imaginava que seria árdua.

Como é bom a gente não ficar sabendo o que vai acontecer no minuto seguinte da nossa vida, principalmente para quem já estava antecipadamente curtindo um fim de semana de descanso. Nunca reclamo ou blasfemo quando tenho que sair do meu conforto para ver um doente em casa ou em um hospital. Sempre louvo o Senhor por me dar chance de desenvolver os talentos D'Ele recebidos.

Horas depois fui ao hospital para ver o paciente que já estava internado na UTI e sob cuidados da equipe de plantão. Ao chegar, cumprimentei Maria e os filhos e fui imediatamente ao quarto onde estava Eduardo.

Ele tinha um pouco mais do que 50 anos, nunca teve doença alguma, sempre foi absolutamente hígido. Naquele dia, após o almoço, ao voltar para o seu escritório da sua fábrica, sentiu uma fraqueza imensa nas duas pernas, perdeu totalmente as forças e caiu. Não conseguiu se levantar sozinho pois não sentia mais os membros inferiores, parecendo anestesiados.

Pediu ajuda aos auxiliares e ao filho que trabalhava com ele na fábrica e imediatamente foi ao pronto-socorro mais próximo.

Ao examiná-lo vi que estava com as duas pernas paralisadas por um sofrimento da medula espinhal. A lesão era irreversível. Eduardo estava fadado a ficar na cadeira de rodas.

Os exames de entrada revelaram que existia realmente um aneurisma dissecante da aorta, que graças a Deus estava estabilizado, isto é, poderíamos respirar um pouco antes de tomar qualquer tipo de atitude, mas, mesmo assim, o risco de vida continuava alto.

Após discutir o caso com os colegas de plantão optamos por tratá-lo de uma forma menos invasiva do que a cirurgia convencional, que no caso dele seria de muito risco. Chamei o José Augusto, médico que tinha trabalhado comigo nos tempos que dirigia o Procordis, pois sabia das suas qualidades técnicas em tratar esse tipo de aneurisma com colocação de *stents* (o *stent* é um arcabouço metálico que se coloca por dentro da artéria que evita que a artéria se dilate ou se feche).

No dia seguinte, logo pela manhã fui ao hospital para fazermos o procedimento. Ao chegar ao quarto pedi para a Maria nos deixar a sós pois queria conversar com ele a respeito do seu problema.

Conversei muito com o Eduardo. Falamos muito a respeito do porquê das doenças e ele me perguntava:

—Doutor Roque, porque isto tudo aconteceu comigo? Sei que já estou paralítico.

—Não podemos entender o plano de Deus, Eduardo. Deus não fez as doenças, mas tenha certeza que neste momento Ele está o visitando.

Inconformado, Eduardo continuava:

— Doutor, sempre fui uma pessoa que somente pensou no próximo. Ajudo os necessitados, a minha família, a família da minha mulher. Todos que batem na minha porta não saem com as mãos abanando. Tudo bem que eu não seja católico praticante, mas sempre tento seguir à risca tudo aquilo aprendi desde criança: amar o próximo como a mim mesmo.

– Eduardo, disse-lhe, tenha certeza que Deus tem um plano especial para você. Sei que agora a situação está muito complicada pois é remota a chance de você voltar a andar, mas, para o Senhor, nada é impossível. Tenha fé!

–Sei, doutor, que Deus jamais me abandonaria, pois sempre fui um bom filho para Ele, mas é difícil entender tudo o que estou passando.

Nesses momentos as palavras fogem do pensamento. Não há nada o que falar, somente temos que confortar o paciente e dar-lhe forças para enfrentar o que vem pela frente. Ele estava irredutível em aceitar a paralisia, e também o uso defintivo de uma sonda uretral para que pudesse urinar, pois a lesão da medula espinhal tinha sido numa altura que atingiu a toda a inervação abaixo da cintura.

A todo instante me dizia que pedia a Deus que não o deixasse naquele estado.

– Prefiro morrer a ficar assim, Eduardo a todo instante dizia.

Não tinha como argumentar com ele. Os fatos eram evidentes.

Maria entrou no quarto e ao contar-lhe tudo o que tinha conversado com o marido, ela, com muita segurança e serenidade, nos disse:

– Doutor, tudo se arranja. Podemos mandar colocar um elevador na nossa casa, para o Eduardo poder subir com a cadeira de rodas para o quarto. O mesmo podemos fazer na fábrica. Isso não é problema para nós, o mais importante é que o Eduardo esteja vivo e aqui conosco. Pode ter certeza que vou cuidar dele a vida inteira.

–Você está certa Maria, disse-lhe. A única coisa que temos a fazer agora é entregar todo o procedimento que iremos fazer para Deus. Que Deus nos ilumine para que tudo corra bem, isto é, de acordo com a Sua Vontade. Que nós sejamos verdadeiros instrumentos D'Ele.

– Concordo com o senhor, doutor Roque, disse-me o Eduardo, mas peço a Deus que me leve se eu tiver que ficar em uma cadeira de rodas.

Acompanhei o paciente até a sala de cirurgia e, enquanto me trocava para entrar, imaginava o quão difícil seria convencer o paciente a aceitar a paralisia. O procedimento foi feito com maestria. Ficou excelente o trabalho do Zé Augusto, que colocou alguns stents na artéria aorta, impedindo-a de se dilatar e de se romper. Graças a Deus tudo tinha dado certo. O problema agora era conversar com o Eduardo, após ele acordar da anestesia e tentar convencê-lo a se adaptar à sua nova vida.

No caminho de volta à UTI, percebi que o paciente já estava acordando, dando alguns sinais de voltar à consciência. Ao ser transferido para a cama, no entanto, senti que algo estava estranho, pois vi que ele começou a esboçar uma convulsão que se concretizou minutos após.

Após a convulsão instalou-se um quadro neurológico muito grave: Eduardo estava tendo um acidente vascular cerebral!!

Você não imagina, caro(a) leitor(as) o sofrimento que foi quando vi que ele realmente estava com aquela grave complicação. Não acreditava no que via, pois tínhamos passado pelo pior durante o ato cirúrgico. No momento da colocação dos *stents*, a aorta poderia ter rompido, os *stents* poderiam ficar mal posicionados. Nada disso aconteceu, tudo foi perfeito, menos o acidente vascular cerebral.

Não sei como tive forças para conversar com a Maria e os filhos a respeito da complicação. Foi Deus que me deu a sabedoria das palavras ditas naquele momento.

Voltei para casa arrasado. Estava triste pelo Eduardo, pela Maria e pelos filhos. No dia seguinte repetimos os exames. Realmente Eduardo tinha sofrido uma hemorragia cerebral maciça. A chance de sobreviver era mínima. Estava respirando à custa de aparelhos, sua pressão era mantida com medicamentos. Era apenas uma questão de tempo. Eduardo estava para morrer.

Foi muito difícil para mim acompanhar a sua evolução na UTI. Você não imagina, caro(a) leitor(a), como é triste para um médico ficar assistindo a morte de um paciente sem poder fazer nada, absolutamente nada para salvá-lo. É muito constrangedor sentirmo-nos inertes, com as mãos atadas.

Passaram-se sete dias de muita angústia e muita ansiedade. Todas as vezes que eu visitava o Eduardo, encontra a sala de espera da UTI repleta. Lá estavam a Maria, seus dois filhos e muitos amigos, todos em profunda oração, pedindo ao Senhor que fizesse o melhor para o paciente.

Eduardo morreu! O mundo acabou para Maria, seus filhos e amigos. Todos estavam inconformados com a situação.

Eduardo sempre foi uma pessoa de ótimo coração. Sempre se preocupou com as pessoas com quem convivia. Era um homem que conseguiu muitas coisas na vida, mas sempre à custa de muito trabalho, mas não era apegado a nada material. Sempre que podia ajudava o próximo. Ele era um homem de bom coração.

A história do Eduardo é triste e comovente, mas nada diferente da de milhares de pessoas que perdem seus entes queridos inesperadamente. Optei por contá-la a vocês, caros amigos, pelo que ouvi de Eduardo instantes antes dele ser anestesiado, talvez em um dos últimos lances de consciência, quando irredutível, ele me afirmava que preferia morrer a ficar paralítico.

Tenho impressão que o Senhor realmente o ouviu e o protegeu do sofrimento que seria ficar em uma cadeira de rodas. Acho que Deus recompensou Eduardo por ele ter tido um bom coração.

Maria hoje está engajada na Obra do Amor Maior do Padre Antonio Maria, onde dá parte do seu tempo aos meninos que moram no orfanato. Hoje ela vive dando seqüência ao que Eduardo sempre fez: estar sempre a serviço do próximo.

152

Bibliografia

BALLONE, G.J.; PEREIRA NETO, E.; ORTOLANI, I.V. *Da Emoção à Lesão*. Um guia de medicina psicossomática. São Paulo: Manole, 2002.

BARRICK, C.B. Sad, glad, or mad hearts? Epidemiological evidence for a causal relationship between mood disorders and coronary artery disease. *Journal of Affective Disorders*, 53: 2, 193-201, 1999.

BLACK, P.H; GARBUTT, L.D. Stress Inflamation and cardiovascular disease. *Journal of Psychosomatic Research*, 52: 1-233, 2002.

CARNEY, R.M. and cols. Depression as a risk factor for post-MI mortality. *Journal of the American College of Cardiology*. 44: 2, 472, 2004.

CLARK, A.; SEIDLER, A; MILLER, M. Inverse association between sense of humor and coronary heart disease. *International Journal of Cardiology*, 80: 1, 87-88, 2001.

DOBBELS, F; DE GEEST, S.; VANHEES, L.; SCHEPENS, K.; FAGARD, R.; VANHAECKE, V. Depression and heart: a systematic overview of definition, measurement, consequences and treatment of depression in cardiovascular disease. *European Journal of Cardiovascular Nursing*, 1: 45-55, 2002.

DONKER, F.J.S. Cardiac rehabilitation: A review of current developments. *Clinical Psychology Review*, 20: 7, 923-943, 2000.

FUTTERMAN, L.G; LEMBERG, L. Anger and acute coronary events. *American Journal of Critical Care*, 11: 6, 574, 2002.

GIANNOTTI, A. Prevenção da doença coronária: perspectiva psicológica em um programa multiprofissional. *Revista Psicologia USP*, 13: 1, 2002.

HERRINGTON, D.M.; KLEIN, K.P. Randomized clinical trials of hormone replacement therapy for treatment or prevention of cardiovascular disease: a review of the findings. *Atherosclerosis*, 166: 2, 203-212, 2003.

JIANG, W. and cols. Depression and increased myocardial ischemic activity in patients with ischemic heart disease. *American Heart Journal*, 146: 55-61, 2003.

JOYNT, K.E.; WHELLAN, D.J.; O'CONNOR, C.M. Depression and cardiovascular disease: mechanisms of interaction. *Biological Psychiatry*, 54: 3, 248-261, 2003.

KANNEL, W.B. ; D'AGOSTINO, R.B.; SULLIVAN, L. WILSON, P.W.F. Concept and usefulness of cardiovascular risk profiles. *American Heart Journal*, 148: 1, 16-26, 2004.

KANNEL, W.B. and cols. Risk stratification of obesity as a coronary risk factor. *The American Journal of Cardiology*, 90: 7, 697-701, 2002.

KETTERER, M.W.; MAHR, G.; GOLDBERG, A.D. Psychological factors affecting a medical condition: ischemic coronary heart disease. *Journal of Psychosomatic Research*, 48: 4-5, 357-367, 2000.

KOP, W.J and cols. Effects of mental stress on coronary epicardial vasomotion and flow velocity in coronary artery disease: relationship with hemodinamic stress responses. *Journal of American College of Cardiology*, 37: 1359-1366, 2001.

KRANTZ, D.S.; McCENEY, M.K. Effects of psychological and social factors on organic disease: A critical assessment of research on coronary heart disease. *Annual Review of Psychology*, 53: 341, 2002.

KUBZANSKY, L.D.; KAWACHI, I. Going to the heart of the matter: do negative emotions cause coronary heart disease? *Journal of Psychosomatic Research*, 48: 4-5, 323-337, 2000.

MAAS, R.; BÖGER, R.H. Old and new cardiovascular risk factors: from unresolved issues to new opportunities. *Atherosclerosis Supplements*, 4: 4, 5-17, 2003.

MANGONI, A.A.; JACKSON, S.H.D. Homocysteine and cardiovascular disease: Current evidence and future prospects. *The American Journal of Medicine*, 112: 556-565, 2002.

MARTINEZ, T.R.L. *Manual de Condutas Clínicas em Dislipidemias*. Rio de Janeiro: MedLine, 2003.

MATTHEWS, K.; GUMP, B.B.; HARRIS, K.F.; HANEY, T.L.; BAREFOOT, J.C. Hostile behaviors predict cardiovascular mortality among men enrolled in the multiple risk factor intervention trial. *Circulation*, 109: 1, 66, 2004.

MERKEL, M. Homocysteine as a risk factor of cardiovascular disease. *International Congress Series*, 1262, 376-379, 2004.

MILEN, B.E. and cols. Dietary patterns, smoking, and subclinical heart disease in women: opportunities for primary prevention from the Framingham nutrition studies. *Journal of the American Dietetic Association*, 104: 2, 208-214, 2004.

MIRANDA, E.E. *Corpo – Território do Sagrado*. São Paulo: Edições Loyola, 2000.

RHAMMAR, A.; MALMBERG, K.; DIDERHOLM, E.; LAGERQVIST, B.; LINDAHL, B.; RYDÉN, L.; WALLENTIN, L. Diabetes mellitus: the major risk factor in unstable coronary artery disease even after consideration of the extent of coronary artery disease and benefits of revascularization. *Journal of the American College of Cardiology*, 43: 4, 585-591, 2004.

PÉREZ-JIMÉNEZ, F.; LOPEZ-MIRANDA, J.; MATA, P. Protective effect of dietary monounsaturated fat on arteriosclerosis: beyond cholesterol. *Atherosclerosis*, 163: 385-398, 2002.

PESSINI, L. *Ministério da Vida*. São Paulo: Santuário, 2003.

————. *Vida, Esperança e Solidariedade*. São Paulo: Santuário, 2003.

————; BERTACHINI, L. *Humanização e Cuidados Paliativos*. São Paulo: Edições Loyola, 2004.

PICKERING, Thomas G.; DAVIDSON, K.; SHIMBO, D. Is depression a risk factor for coronary heart disease? *Journal of the American College of Cardiology*, 44: 2, 472-473, 2004.

RAMOS, D.G. *A Psique do Coração*. São Paulo: Cultrix, 1990.

ROSENBERG, E. and cols. Linkages between facial expressions of anger and transient myocardial ischemia in men with coronary artery disease. *Emotion*, 1: 2, 107-115, 2001.

SANTOS FILHO, R.; ROCHA MARTINEZ, T.L. Fatores de risco para doença cardiovascular: velhos e novos fatores de risco, velhos problemas. *Arquivos Brasileiros de Endocrinologia e Metabologia*, 46: 3, 212-214, 2002.

SANTOS, W.B.; MESQUITA, E.T.; VIEIRA, R.M.R.; OLEJ, B.; COUTINHO, M.; AVEZUM, A. Proteína C reativa e doença cardiovascular. As bases da evidência científica. *Arquivos Brasileiros de Cardiologia*, 80: 452-456, 2003.

SHARMA, M. Obesity and cardiovascular risk. Growth Hormone & Igf Research, 13: S10-S17, 2003.

STEPTOE, A.; FELDMAN,P.J.; KUNZ, S.; OWEN, N.; WILLEMSEN, G.; MARMOT, M. Stress responsivity and socioeconomic status. A mechanism for increased cardiovascular disease risk? *European Heart Journal*, 23: 22, 1757-1763, 2002.

STONEY, C.M; ENGEBRETSON, T.O. Plasma homocysteine concentrations are positively associated with hostility and anger. *Life Sciences*, 66: 23, 2267-2275, 2000.

STÖRK, S.; VAN DER SCHOUW, T.; GROBBEE, D.E.; BOTS. M.L. Estrogen, inflammation and cardiovascular risk in women: a critical appraisal. *Trends in Endocrinology and Metabolism*, 15: 2, 66-72, 2004.

STRIKE, P.C.; STEPTOE, A. Systematic review of mental stress-induced myocardial ischemia. *European Heart Journal*, 24: 690-703, 2003.

————. Psychosocial factors in the development of coronary artery disease. *Progress in Cardiovascular Diseases*, 46: 4, 337-347, 2004.

SWAN, H.J.C. The Framingham Offspring Study: a commentary. *Journal of the American College of Cardiology*, 35: 5, Supplement B, 13-17, 2000.

————. The Framingham Offspring Study: a commentary. *Journal of the American College of Cardiology*, 33: 5, 1136-1140, 1999.

TOLBERT, T.; OPARIL, S. Cardiovascular effects of estrogen. *American Journal of Hypertension*, 14: Supplement 1, S186-S193, 2001.

TORP-PEDERSEN, C.; RASK-MADSEN, I.; GUSTAFSSON, F.; GUSTAFSSON, L.; KØBER, L. Diabetes mellitus and cardiovascular risk: just another risk factor? *European Heart Journal* (Supplement), 5: F26-F32, 2003.

TUOMILEHTO, J. Impact of age on cardiovascular risk: implications for cardiovascular disease management. *Atherosclerosis* (Supplement), 5: 9-17, 2004.

VIEWEG, W.V.R.; DOUGHERTY, L.M.; BERNARDO, N.L. Mental Stress and the Cardiovascular System Part VI. Chronic mental stress and cardiovascular disease: psychosocial factors. *Medical Update for Psychiatrists*, 3: 3, 82-85, 1998.

Biografia do autor

O autor é médico formado pela Faculdade de Ciências Médicas de Santos, Doutor em Cardiologia pela Faculdade de Medicina da Universidade de São Paulo e Diretor da Unidade de Saúde Suplementar do Instituto do Coração do Hospital das Clínicas da Faculdade de Medicina da Universidade de São Paulo.

Contatos com autor: roque.savioli@incor.usp.br

Homepage: www.roquesavioli.com.br

Obras do autor
publicadas pela Editora Gaia

MILAGRES QUE A MEDICINA NÃO CONTOU
Dr. Roque Marcos Savioli

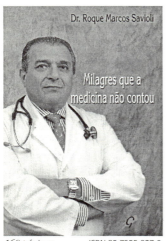

160 páginas
19ª edição

ISBN 85-7555-027-6

Em uma linguagem simples e didática este livro procura demonstrar o quanto a fé, a experiência de Deus e a sua graça produzem na vida das pessoas grandes milagres, que tanto recuperam a integridade física como também desenvolvem a saúde espiritual.

O milagre acontece quando a medicina chega ao seu limite. É o momento da intervenção direta de Deus que não é possível explicar com conceitos científicos.

Por meio do relato destas experiências, em especial do autor, doutor com especialização em cardiologia, o leitor irá descobrir como é grande o poder de Deus e que, mesmo que a medicina não conte, os milagres acontecem.

DEPRESSÃO: ONDE ESTÁ DEUS?

Dr. Roque Marcos Savioli

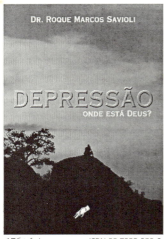

176 páginas
9ª edição

ISBN 85-7555-030-6

A pergunta que o título deste livro encerra resume não apenas um rico conteúdo baseado na experiência científica e na fé do seu autor, médico cristão, mas, sobretudo, resume e expressa o espanto e o questionamento feito por todos aqueles que passam pela terrível experiência da depressão, ou que estejam passando por situações aparentemente insolúveis.

Segundo o autor, ser humano, precisa descobrir, com a máxima urgência, sua vocação para o alto. Por meio da fé, do preenchimento do vazio espiritual e moral, o livro é um apelo para a elevação espiritual e para a busca da cura interior, encontrando-se com Deus.

Por meio da transcrição de inúmeras cartas e e-mails muitas pessoas saíram de situações extremas e conseguiram ser mais felizes depois da leitura deste livro.

Impresso nas oficinas da
Gráfica Palas Athena